AF859952

Leon Daraszkiewicz

Ueber Hebephrenie

insbesondere deren schwere Form

Elibron Classics
www.elibron.com

Elibron Classics series.

ISBN 1-4212-4062-9 (paperback)
ISBN 1-4212-4061-0 (hardcover)

This Elibron Classics Replica Edition is an unabridged facsimile
of the edition published in 1892,
Dorpat.

Ueber Hebephrenie,

insbesondere deren schwere Form.

Inaugural-Dissertation

zur Erlangung des Grades eines

Doctors der Medicin

verfasst und mit Genehmigung

Einer Hochverordneten medicinischen Facultät der Kaiserlichen Universität zu Dorpat

zur öffentlichen Vertheidigung bestimmt

von

Leon Daraszkiewicz,

Assistenzarzt der Klinik für Nerven- und Geisteskranke.

Ordentliche Opponenten:

Dr. E. Michelson. — Prof. Dr. K. Dehio. — Prof. Dr. W. v. Tschisch.

Dorpat.

Druck von H. Laakmann's Buch- und Steindruckerei.

1892.

Gedruckt mit Genehmigung der medicinischen Facultät.

Referent: Professor Dr. W. v. Tschisch.

Dorpat, den 15. Februar 1892.

Nr. 121. Decan: Dragendorff.

Dem Andenken meines Vaters.

Allen meinen academischen Lehrern spreche ich bei dieser Gelegenheit meinen Dank aus.

Herrn Prof. E. Kraepelin, der mir sowohl während meiner Studienzeit, als auch während ich sein Assistent war, in so freundlicher und theilnehmender Weise wissenschaftliche Anregung zu Theil werden liess, bin ich zu tiefster Dankbarkeit verpflichtet.

Herrn Prof. W. v. Tschisch, meinem gegenwärtigen hochverehrten Chef, danke ich für die von ihm empfangene wissenschaftliche Belehrung wie auch insbesondere für die liebenswürdige Unterstützung bei der Abfassung dieser Arbeit.

I.

Kahlbaum hat im Jahre 1863 in seiner «Gruppirung der psychischen Krankheiten» unter den «Paraphrenien», d. h. Krankheiten, die im Anschluss an eine physiologische Entwickelungsphase auftreten, neben der Paraphrenia senilis die Paraphrenia hebetica seu Hebephrenia aufgestellt als diejenige psychische Krankheit, welche sich auf Grundlage des Pubertätsprocesses entwickelt. Eine nähere Charakterisirung der damit gemeinten Krankheitsgruppe fehlt in der betreffenden Arbeit, so dass man auf Grundlage derselben allein nicht mit Sicherheit wissen könnte, welche Fälle eigentlich damit gemeint sind.

Darauf wurde von Hecker, einem Schüler Kahlbaum's, im Jahre 1871 die Hebephrenie klinisch genau beschrieben[1]. Er definirt die Hebephrenie als eine Krankheit, welche «durch eine ganz eigenthümliche Verlaufsart und eine Reihe besonderer Symptome» sich von allen den verschiedenen psychischen Krankheitsformen abhebt, die während der Pubertät ebensogut vorkommen können, wie in

1) Archiv für pathol. Anat. u. Phys. etc. B. 52, 1871 S. 394. «Die Hebephrenie». Eine etwas gekürzte Wiederholung derselben Publication erschien 1877 im «Irrenfreund».

anderen Altersstufen; die Hebephrenie ist nach ihm keine seltene Erkrankungsform, denn unter 500 Kranken wurde sie 14 mal beobachtet. Diese Fälle sind in ihrem Verlauf und vor allem in ihrem Endstadium untereinander ganz ähnlich. Die Merkmale der Krankheit sind in Kürze folgende: Die Hebephrenie kommt stets im Anschluss an die vollendete Pubertätsentwickelung etwa in der Zeit vom 18.—22. Lebensjahre zum Ausbruch. Ihr Verlauf ist dadurch charakterisirt, dass auf ein Stadium mehr oder weniger ausgesprochener Melancholie ein Stadium maniacalischer Erregung von mehr oder minder geringer Heftigkeit folgt, nach welchem sich immer ein ganz eigenthümlicher Schwachsinn entwickelt, dessen Anzeichen sich aber schon in den ersten Stadien der Krankheit erkennen lassen. Die Initialmelancholie zeigt eine grosse Oberflächlichkeit der Empfindung, es fehlt der grosse Ernst der eigentlichen Melancholie, es vermischt sich mit der traurigen eine alberne heitere Stimmung. Das maniacalische Stadium zeigt sich besonders in einem albernen Benehmen. Im Stadium des terminalen Schwachsinns können die Kranken der Laienwelt als gesund erscheinen, da der Schwachsinn oft keinen besonders hohen Grad erreicht. Es macht oft den Eindruck, als suchten die Patienten geflissentlich und bewusst sich in Albernheiten beim Reden und Handeln zu ergehen; sie werden deshalb auch zuweilen für Simulanten gehalten. Solche Patienten kommen auch sonst leicht mit dem Strafgesetz in Conflict; oft treten gerade die moralischen Abnormitäten besonders hervor, bis zu einem ausgeprägten Zustand von «Moral Insanity». Bestimmte Wahnideen sind selten. Die Kranken äussern wohl allerlei bizarre Einfälle, doch augenscheinlich nicht im Ernste, es macht vielmehr den Eindruck eines albernen, zur Belustigung oder Dupirung Anderer erfundenen Einfalls oder kindischen Gefallens an willkürlichen Phantasiegebilden (Confabulation). Zuweilen rudimentäre Elemente eines Verfolgungs- oder Beeinträchtigungswahns «als Reste aus dem melancholischen Stadium». An den Schriftstücken der Kranken lassen sich besonders gut gewisse formale Störungen ihrer Ausdrucksweise wahrnehmen. Der Kranke zeigt eine auffällige Neigung an einem einmal aufgenommenen Thema haften zu bleiben, gewisse Redewendungen und Formen immer wieder zu gebrauchen, sie «zu Tode zu hetzen», doch schiebt er nebenbei gar nicht zum Thema Gehöriges ein, was ihm durch zufällige äussere Eindrücke oder bizarre Gedankensprünge zugeführt wird. Ohne immer den begonnenen Faden zu verlieren, spinnt er den Gedankengang in langen, nachlässig verknüpften, nicht richtig interpunctirten Sätzen weiter. Die Neigung von der natürlichen Schreib- und Redeweise abzuweichen, die Sprache zu verstellen, zu verdrehen, zeigt sich besonders in der Vorliebe für fremde, dem Patienten nicht ganz geläufige Sprachen, allerlei Jargons, scharfe Prononcirung eines localen Dialects auch bei gebildeten Personen, Mischung von verschiedenen Sprachen, absichtliches Lispeln, Gebrauch crasser, obscöner oder sonst verpönter Worte. Indem also einerseits geradezu absichtlich vom Kranken von der gebildeten und anständigen Ausdrucksweise abgewichen wird, zeigt sich andererseits oft ein Hang zur Ueberschwenglichkeit, eine Vorliebe für sentimentale Schilderungsweise, quasi-poetische Diction, Herumwerfen mit allgemeinen wissenschaftlichen Sentenzen und Auseinandersetzungen. Die Folge davon ist ein Ueberströmen von hohlen und geschraubten Phrasen. In diesen chronischen Zustand schieben sich manchmal intercurrente (melancholische oder maniacalische) Erregungen ein, wobei auch zuweilen Hallucinationen auftreten. Häufig manifestirt sich bloss bei solchen Gelegenheiten die ganze krankhafte Schwäche und Reizbarkeit der Individuen, während sie sonst noch einigermassen brauchbar sind und meist für gesund, höchstens etwas «dumm» gelten. Die tiefsten Grade des Blödsinns und der «geistigen Nullität» werden selten beobachtet, es ist für die Krankheit das lange Verharren auf einer gewissen mittleren Stufe des Blödsinn's charakteristisch.

Hecker hat also die Hebephrenie als ein klinisches Verlaufsbild aufgestellt; er deutet durch einen Vergleich mit der progressiven Paralyse an, dass Fälle, welche viele ganz specifische, stereotype Symptome, eine eigenthümliche Verlaufsart und hiermit auch eine ausgesprochene Prognose gemeinsam haben, zur Annahme eines specifischen Krankheitsprocesses berechtigen. Ueber das Wesen und die Ursache des hier anzunehmenden Krankheitsprocesses hat er keine Hypothesen aufgestellt. Ihm ist nur um den Beweis zu thun, dass ein solches Symptomen- und Verlaufsbild existirt. Der Process der geschlechtlichen Entwickelung und die damit verbundene Alteration des Individuums wird nicht als aetiologisches Moment der Erkrankung erwogen, sondern nur als derjenige Grund und Boden, worauf die Krankheit erwächst. So kommt Hecker dazu eigenartige Symptome der Hebephrenie auf Erscheinungen zurückzuführen, welche bei normalen Individuen während der Pubescenz beobachtet werden. Ob aber der Pubertätsprocess dasjenige ist, was die Entstehung der Krankheit verursacht, resp. warum die normale Entwickelung unter Umständen in eine destruirende Krankheit übergeht, wird hierbei nicht erwogen. Man könnte nur in dem Umstande, dass Kahlbaum in seiner Gruppirung der Psychosen die Hebephrenie neben die senile Demenz gestellt, und beiden Processen den gemeinsamen Namen Paraphrenie gegeben hat, wenn auch nicht eine Erklärung, so doch eine Analogie für das Auftreten der Hebephrenie erblicken. Ausdrücklich wird noch bei Hecker hervorgehoben, dass die Krankheit meist, wenn auch nicht immer bei Individuen auftritt, «die durch irgend welche bekannte oder unbekannte Verhältnisse in ihrer körperlichen und namentlich ihrer geistigen Entwickelung von früh auf etwas zurückgeblieben sind.» Doch ist die geistige Schwäche früher meist so gering gewesen, dass die betreffenden Individuen vor ihrer Erkrankung ihren Lebensberuf ganz gut erfüllen konnten. Deshalb «kann wohl von Idiotie keine Rede sein und die Differentialdiagnose zwischen Idiotie . . . und Hebephrenie dürfte keine Schwierigkeiten haben».

Im Handbuch von Schüle, in der 1. und 2. Auflage 1878 resp. 1880, findet der Begriff Hebephrenie folgende Auffassung. Reine Fälle, das heisst solche, welche der Hecker'schen Charakteristik völlig entsprechen, hat Schüle nur selten, 2 auf 600 Kranke, gefunden, modificirte aber wahrscheinlich recht viele, da er die Prognose nach eigener Erfahrung als eine sehr ungünstige bezeichnet, trotzdem er eine Genesung und ein anderes Mal eine vollständige, 1 Jahr lange Remission beobachtet hat. Als aetiologisches Moment wird von Schüle die Heredität besonders hervorgehoben, dann kommen in Betracht körperliche Krankheiten, Kopfverletzungen, Onanie und als Gelegenheitsursache psychische Alterationen. Nach eigener Beobachtung spricht er schlechter Erziehung aetiologische Bedeutung zu. Die charakteristischen psychischen Symptome werden von Schüle aus den psychischen Eigenthümlichkeiten der Pubertätsperiode abgeleitet; das Krankheitsbild wird unter die Eintheilungsclasse «Verrücktheit» rubricirt, wohl wegen der Verwandtschaft mit der «originären Verrücktheit.» Katatonische Verrücktheit in der Pubertätszeit wird als «Hebephrenie mit zugehöriger Spannungsneurose» definirt.

H. Sterz (Jahrbücher für Psych. I 1879, S. 94) hat unter mehr als 1000 Krankengeschichten, dem 5-jährigen Material der Gratzer Klinik, 12 Fälle (4 männliche, 8 weibliche) gefunden, die nach seiner Ansicht «durch eigenthümliche Erscheinungs- und Verlaufsweise dieselbe Basis haben dürften, wie die von Hecker reproducirten, während sie symptomatologisch diesen gleich stehen.» Sterz erklärt die in Rede stehende Erkrankung für eine Erscheinungsweise der «psychischen Degeneration», er vindicirt der Degeneration sowohl aetiologisch als auch symptomatologisch die grösste Bedeutung, während die Pubertät gleichsam nur eine häufige Gelegenheitsursache abgiebt. Er ist deshalb geneigt a priori anzunehmen, «dass auch ausser dem Pubertätstermin sich ganz ähnliche Verlaufsweisen finden.» Es sei deswegen auch die Bezeichnung «Hebephrenie» (Jugendirresein) eine einseitige. Die Pubertät stellt nur einen Factor in der Aetiologie dieser Zustände dar. Sie ist für belastete, degenerative Existenzen eine kritische Zeit, die sie schwer überstehen, in der sie leicht psychisch erkranken. In der Pubertät kommen wie in jedem Lebensalter Psychoneurosen vor; wenn nun die Erkrankung ein degenerirtes Individuum trifft, so wird das Symptomenbild entsprechend anders verlaufen wie bei einem nicht degenerirten Individuum und je nach dem Grade der Degeneration und der Schwere der Psychoneurose kommen folgende Möglichkeiten in Betracht: 1) Die «Degeneration» ist sowohl im Kindesalter, als auch im späteren Leben zwar vorhanden, aber völlig latent. Eine im Pubertätsalter durchgemachte «Psychoneurose» zeigt bei solchen Individuen durchschimmernde Züge erblicher Belastung. 2) Die «Degeneration» hat einen stärkeren Grad; sie ist schon in der Kindheit nicht vollständig latent, die «Pubertätspsychoneurose» macht lauter degenerative Symptome, und auch nach Abheilung der acuten Erkrankung wird die Degeneration nicht wieder latent. 3) «Der degenerative Charakter ist tief eingewurzelt», der Mensch zeigt sich sein ganzes Leben lang als ein degenerirtes Subject, die auftretende acute Erkrankung ist gar keine eigentliche «Psychoneurose» mehr, sondern nur ein Aufregungszustand mit verwischten Symptomen, der sich auch häufig wiederholen, periodisch auftreten kann. — Den theoretischen Erwägungen entsprechen die von Sterz verwertheten Fälle. Von den 12 Fällen werden 9 Krankengeschichten in die Arbeit aufgenommen, 7 von diesen «genesen», resp. kehren auf den Zustand vor der Erkrankung zurück, zum Theil nachdem schon vorher eine rasch vorübergehende Remission aufgetreten war. In allen 12 Fällen, ausser einem, wo die betreffenden Angaben fehlten, constatirte Sterz hereditäre Belastung, darunter siebenmal Belastung von Seiten beider Eltern. Somatische Degenerationszeichen wurden in 9 Fällen gefunden (2 Mal Microcephalie, 1 Mal Hydrocephalus, 4 Mal auffällige Asymmetrie des Schädels und des Gesichts). Ebenso konnte der Autor constatiren, dass die betreffenden Individuen alle in ihrem früheren Leben psychisch nicht völlig normal waren. (4 Mal originärer Schwachsinn, 2 Mal «als epileptoid anzusprechende Dämmerzustände» in der Kindheit, einmal voraufgegangene Psychose, einmal «Frühreife der intellectuellen Fähigkeiten», 4 Mal «Gemüthsreizbarkeit bis zu leichter Convulsibilität»). Eine Schilderung des Symptomenbildes, wie etwa bei Hecker, findet sich in der Sterz'schen Arbeit phrenische Blödsinn findet hier keine Berücksichtigung. Zur Charakterisirung des acuten Krankheitsstadiums wird nur hervorgehoben, dass die Erkrankung den degenerativen Charakter trägt. Sie ist kein typisch verlaufender Process, sondern ein proteusartiger Zustand, «ein systemloser Symptomencomplex», die verschiedenartigsten Symptome präsentiren sich in bunter Mischung. Charakteristisch ist dabei nur das «impulsive», «zwangsmässige», «convulsible». Der Autor meint, dass es nicht richtig sei, sich streng an das von Hecker entworfene «typische Bild» zu halten, und weist darauf hin, dass man von diesem Gesichtspunkt ausgehend äusserst wenige Fälle von «Hebephrenie» finden werde.

Krafft-Ebing (Lehrbuch 1. Aufl. 1879. S. 143)[1]) giebt in Kürze die von Hecker gegebene Charakteristik der Hebephrenie wieder, fügt aber hinzu: «die Berechtigung zur Aufstellung der Hebephrenie als eigene Form erscheint fraglich, jedenfalls ist sie eine degenerative Psychose.» Er hat nur 5 Fälle unter 2000 Kranken[2]) beobachtet, in allen Fällen fand er erbliche Belastung, originären Schwachsinn, Degenerationszeichen. Die Prognose war nicht absolut schlecht, 1 Mal Heilung, ein anderes Mal dauernde Besserung.

D. Hack Tuke. A manual of psychological medicine (1879, pag. 345). Im Capitel «Insanity

---

1) In den folgenden Auflagen des Lehrbuches hat die Auffassung der Hebephrenie keine wesentliche Aenderung erfahren.

2) 4. Auflage 1890: 8 Fälle unter 3000 Kranken.

from Puberty. Pubescent Insanity» äussert H. die Ansicht, dass die Pubertät zwar oft zu psychischen Störungen Anlass gebe, dass aber die betreffenden Patienten selten in Irrenanstalten gelangen, ja sogar selten für Geisteskranke angesehen werden. Es offenbaren sich bei den betreffenden Individuen moralische Perversitäten, gefährliche Impulse. In Bezug auf Symptomatologie wird auf das Capitel «Moral Insanity» verwiesen. Es gäbe ausserdem Fälle von Pubertätsirresein mit melancholischer Depression oder mit maniakalischen Paroxysmen, doch seien die Fälle selten.

E. Fink (Allgm. Zeitschr. für Psych. 1881, S. 490) fand unter circa 1900 Kranken 16 Fälle von Hebephrenie, von denen er 12 Krankengeschichten veröffentlicht. Er erkennt vollständig die Berechtigung zur Aufstellung der Hebephrenie als einer eigenartigen Krankheit an, besonders wegen der allen den betreffenden Fällen gemeinsamen absolut ungünstigen Prognose. Er warnt davor, dass man scheinbaren Heilungen traue; es seien bloss Remissionen resp. Intermissionen, welche freilich auch von längerer Dauer (bis zu $1^3/_4$ Jahren) sein können. Der Autor bekennt sich mit grosser Entschiedenheit zur Ansicht, dass die Hebephrenie eine Entartungspsychose sei, «eine auf degenerativer Basis beruhende Entwickelungshemmung», welchen Umstand Hecker nicht berücksichtigt habe. Diese Annahme findet der Autor, in Uebereinstimmung mit den Beobachtungen von Krafft-Ebing und Sterz, durch seine Krankengeschichten bestätigt: «ausgesprochene Geistesstörung in der Ascendenz 5 Mal, muthmassliche Geistesstörung 1 Mal (Selbstmord), in den übrigen Fällen «angeborene, oder durch Excesse in Baccho erworbene neuropathische Belastung der Eltern». Nur in einem Falle fehlte die hereditäre Belastung; dieses Individuum hatte durch wiederholte Meningitis seine Degeneration erworben. Die klinischen Symptome der Krankheit tragen den Stempel der Degeneration. Daher rühre auch die Eigenart der Fälle her, während die Pubertät erst in zweiter Linie symptomatologisch in Betracht komme. Die Wahnideen sind unberechenbar, proteusartig wechselnd, die Handlungen der Kranken gehen von keinen bestimmten Wahnideen aus, sondern sind «zerfahren, impulsiv, triebartig». Für Degeneration spricht auch die periodische Wiederkehr der Erkrankung, das Auftreten von Remissionen, Intermissionen, die alternirende Abwechselung zwischen Exaltations- und Depressionszuständen, sowie das plötzliche Eintreten und Aufhören dieser Phasen. Die Pubertät giebt bei der Entstehung der Krankheit nur mehr eine veranlassende Ursache ab. Eine auf Degeneration beruhende, bisher latente, geringgradige Idiotie wird manifest zur Zeit, wo an die psychische Leistungsfähigkeit des Individuums grössere Anforderungen gestellt werden. Diesen zu genügen fällt dem schwachen Individuum dadurch noch schwerer, dass sich in ihm zu derselben Zeit ein innerer Umwälzungsprocess, die geschlechtliche Vollentwickelung, vollzieht. Der Entwickelungsgang des Individuums leidet so gleichsam Schiffbruch, die Weiterentwickelung hört auf. Ein auf diese Art zerstörtes psychisches Individuum behält ein eigenthümliches Gepräge von «der Klippe, an der es scheiterte». In dem Pubertätsalter kommen ausser der Hebephrenie die verschiedensten Arten von Geistesstörungen vor. Für belastete Individuen ist indess die Hebephrenie die häufigste Erkrankungsart, was der Autor statistisch zu beweisen sucht. Sie tritt bei Degenerirtern idiopathisch auf; sollte aber bei Hereditarien die Psychose in der genannten Zeit nicht in Form der Hebephrenie auftreten, dann sind es eben andere Ursachen, z. B. acute somatische Erkrankungen, schwerer psychischer Shock, etc. — «Zuweilen betrifft die Hebephrenie bei fast intacter Intelligenz vorzüglich die ethische Sphäre des Seelenlebens; die Verstandesentwickelung hat fast ungehemmt ihren Abschluss erreicht, während sich auf dem moralischen Gebiet völlige tabula rasa zeigt». Solche Individuen erscheinen als «böswillige Egoisten», geben zu allerlei Störungen und Conflicten Anlass. Derartige Fälle von Hebephrenie sind aber nach Ansicht des Autors streng zu unterscheiden von der «reinen Form der Folie morale». Diese bleibt nämlich «fast immer viele Jahre lang stationär», während die hebephrenische Form progressiv ist, «in spätetens 3 Jahren» in allgemeine psychische Schwäche übergeht. Zudem finde man bei Hebephrenischen nie «die intellectuelle Schlauheit und Schärfe des Urtheils, mit denen moralische Irre raisonniren». Gegenüber der «primären Verrücktheit» zeichnet sich die Hebephrenie aus durch Fehlen der Consequenz in den Wahnideen, Gedankenarmuth, baldiges Eintreten von Blödsinn. Was die circulären und periodischen Erkrankungen anbetrifft, so sei festzuhalten, dass sie dem gleichen Boden wie die Hebephrenie entspringen, nämlich der Degeneration; deswegen sei es auch keine unerwartete Erscheinung, dass der Verlauf der Hebephrenie oft Anklänge an die Erscheinungen bei dem circulären und periodischen Irresein bietet. Die wichtigsten Unterscheidungsmerkmale seien aber 1) der Umstand, dass bei der Hebephrenie der Schwachsinn schon beim Anfang der Krankheit durch die Erregung oder Depression durchscheint; 2) dass bei den betreffenden Fällen von Hebephrenie Intermissionen, quasi Heilungen vorkommen, während bei den periodischen und circulären Erkrankungen die Intervalle «nie ganz frei von Seelenstörung sind». Die zwei lezten Fälle XIII und XIV verwendet Fink zur Illustration der Aehnlichkeit, welche die Hebephrenie oft mit der ebenfalls im jugendlichen Alter vorkommenden Katatonie darbiete. Der Hauptunterschied zwischen beiden Krankheiten sei die relativ günstige Prognose bei der Katatonie; symptomatologisch bestehe dagegen oft die grösste Aehnlichkeit, nicht einmal die «Krampfsymptome» sprächen absolut für die Diagnose Katatonie, da sie auch bei zweifelloser Hebephrenie vorkämen. — Dass Hecker im Gegensatz zu allen späteren Beobachtern die Hebephrenie ganz auffallend häufig fand (28 %), das erkläre sich vielleicht einfach daraus, dass seine Patienten alle aus den höheren Gesellschaftsclassen stammten. Schüle und

v. Krafft-Ebing fanden wiederum die Hebephrenie auffallend selten (0,3 resp. 0,5 %). Sie hätten aber einen grösseren Procentsatz haben können, wenn sie sich nicht streng an den «schulgerechten Typus» gehalten hätten, welche Forderung Hecker selbst ferngelegen habe. Man müsse, um Hecker zu folgen unter die Rubrik Hebephrenie alle diejenigen Fälle stellen, welche sich «dadurch auszeichnen, 1) dass ihr Ausbruch im Anschluss an die Pubertät geschieht, 2) dass die verschiedenen Zustandsformen, Melancholie, Manie, Verwirrtheit, successive auftreten, 3) dass der Ausgang in psychische Schwächezustände, deren Anzeichen sich schon in den ersten Tagen der Krankheit erkennen lassen, schnell eintritt». —

Bei dieser Formulirung der diagnostischen Postulate, dürfte Fink, wie mir scheint, die Grenzen der Krankheit weiter ausgedehnt haben, als sie von Hecker gezogen worden sind. Von diesem wird ein «eigenthümlicher Schwachsinn», ein Schwachsinn mit ganz besonderen Merkmalen, dabei von einem bestimmten, nicht sehr schweren Grade, als das characteristische Endstadium der Erkrankung beschrieben. Bei den von Hecker publicirten Fällen trifft dieses Merkmal überall zu, deswegen sind auch seine Fälle alle «schulgerecht». Die Fink'schen Fälle sind dagegen durchaus nicht ebenso sehr unter einander ähnlich. Streng genommen, können sie nicht alle den Heckerschen an die Seite gestellt werden, denn es tritt in einigen Fällen bei schnellerem Verlauf der Krankheit ein recht tiefer Grad des Blödsinns ein, was dem Krankheitsbilde eine ganz andere Färbung verleiht.

Man muss sich erinnern, dass Hecker seine Fälle nicht nach einer theoretischen Erwägung über die Natur des Leidens zusammenfasste, sondern nach einem bestimmten, ganz genau detaillirten Symptomen- und Verlaufsbild. Durch das Gesagte soll freilich kein Zweifel daran ausgedrückt werden, dass die Fink'schen Fälle genetisch in dieselbe Gruppe gehören; sie stellen aber jedenfalls zu einem Theil eine andere Varietät oder einen anderen Grad der Erkrankung dar; solche Fälle hat Hecker nicht beschrieben. Endlich ist noch zu bemerken, dass bei Fink viele Fälle nur kurze Zeit beobachtet wurden, so dass die Unheilbarkeit, wiewohl sie an und für sich sehr annehmbar ist, objectiv dennoch nicht ganz sicher bewiesen erscheint. Dieser Umstand contrastirt eigenthümlich mit dem Ergebniss der Sterz'schen Casuistik, wo die vielen «Heilungen» wegen kurzer Beobachtungszeit ebenfalls nicht genügend bewiesen sein dürften.

M. Drosnes[1]) bringt eine genaue Wiedergabe der Litteratur bis auf die Fink'sche Arbeit und publicirt 2 sehr genau beobachtete Fälle aus der Petersburger Klinik des Prof. Mierzejewski. Er erklärt sich völlig damit einverstanden, dass die Eigenthümlichkeiten der Form und des Verlaufs der in Rede stehenden Krankheit den degenerativen Character tragen, doch hiesse es den Thatsachen einigen Zwang anthun, wenn man in jedem Falle von Hebephrenie das Vorhandensein der hereditären

---

1) Вѣстникъ клинической и судебной психіатріи Проф. Мержеевскаго. I, 1883.

Prädisposition und der Degeneration aus den unbedeutendsten anamnestischen Angaben der Theorie zu Liebe annehmen wolle. Dass die Psychosen des Pubertätsalters so häufig einen degenerativen Character tragen, erklärt sich der Autor durch folgendes Raisonnement. Psychische Störungen treten auf einerseits als Psychoneurosen, andererseits als degenerative Erkrankungen, je nachdem «ob sie sich bei einem von Geburt aus gut entwickelten, rüstigen, oder bei einem erblich belasteten oder sonst wie in der Entwickelung ungünstig beeinflussten, abnorm functionirenden, invaliden Gehirn entwickeln.» (v. Krafft-Ebing). Ein gleicher Unterschied muss nach Meinung des Autors in der Hinsicht existiren, «ob die psychische Störung in einem solchen Lebensalter entstand, wo das Gehirn bereits seine volle Kraft erlangt, das Seelenleben mithin seine vollkommene Entwickelung und Festigkeit erreicht hat, mit einem Wort im Mannesalter; — oder aber ob sie entstand in einer Lebensperiode, wo die psychische Organisirung des Individuums noch nicht Zeit gehabt, genügend fest und widerstandsfähig zu werden, das heisst im Knaben- oder Jünglingsalter.» Die eigenthümliche Beschaffenheit des jugendlichen Gehirns biete eine ebensolche Ursache für die Entstehung von Geistesstörungen degenerativen Characters wie die Beschaffenheit des entarteten Gehirns; hier wie dort sei die Labilität des psychischen Gleichgewichts das Eigenthümliche. Das jugendliche Alter bringe auch ohne Vorhandensein hereditärer Belastung Bedingungen mit sich, welche die Entstehung von Geistesstörungen «gewissermassen degenerativen Characters» begünstigen. Der Autor kommt so zum Schluss, dass die Hauptrolle bei denjenigen symptomatologischen Eigenthümlichkeiten, welche wir bei den Psychosen des Jünglingsalters begegnen, dem Alter der geschlechtlichen Entwickelung selbst und nicht der Degeneration zukommt.

William A. Hammond (A treatise on insanity. Pag. 556) citirt in seinem im J. 1883 erschienenen Handbuche die Arbeit von Hecker und Fink, erklärt sich mit diesen im Wesentlichen für einverstanden, schildert den Verlauf der Krankheit nach eigener Erfahrung. Anfangs Depression, Vorstellung der Furcht, die Patienten fühlen sich missverstanden, legen die Handlungen der Umgebung falsch aus, sind argwöhnisch. Die Individuen werden in moralischer Hinsicht schlechter, lügen, betrügen. Es wird das Entlaufen eines Schulbuben als Beispiel angeführt. Krankhafte Umdeutung der Eindrücke äussert sich bei manchen Patienten darin, dass sie z. B. meinen, die Gedanken der Umgebung zu erkennen, die sich auf sie beziehen. Oder die Patienten meinen, im Essen sei etwas Schlechtes. Allerlei impulsive Acte werden in derselben Weise motivirt. Sehr häufig ist Masturbation. Der Ausgang der Krankheit ist völlige Demenz, welche im Laufe einiger Jahre eintreten kann. Eine wichtige Eigenthümlichkeit dieser Demenz ist die hochgradige Störung der Aufmerksamkeit; ein dummes Lachen ist für den Zustand characteristisch. Häufig kommt zu diesem Zustande intercurrent «acute Manie» hinzu, — dann treten Illusionen und Hallucinationen auf. In ätiologischer Hinsicht ist nach des Autors Meinung ausser der hereditären Belastung die Masturbation von Wichtigkeit.

Thomas Clouston's klinische Vorlesungen über Geisteskrankheiten (Russ. Uebers. 1885), enthalten ein langes Capitel über das Jugendirresein. Nach einer sehr ausführlichen Besprechung der Erscheinungen der Pubertätsperiode im Allgemeinen kommt der Autor zu folgender Theorie der Entstehung des Jugendirreseins. Alle hereditär bedingten Eigenschaften des Individuums sind während der Kindheit latent; sie fangen erst dann an zum Vorschein zu kommen, nachdem schon körperlich die geschlechtliche Reife eingetreten, in der Periode, wo sich das psychische Individuum endgiltig formirt (18.—25. J.). Deshalb birgt diese Periode für hereditär belastete Individuen die Gefahr in sich, dass auch die schlimmen geistigen Eigenschaften der Vorfahren jetzt zum Ausdruck kommen können. Das Jugendirresein kommt nur bei belasteten Individuen vor. Der Autor unterscheidet das Irresein des Knabenalters von demjenigen des Jünglingsalters. Das erstere ist seltener; die Entwickelung der körperlichen Geschlechtsreife bildet keine so grosse Gefahr wie die endgültige psychische Entwickelung. Das Irresein des Knabenalters zeichnet sich aus durch plötzliches Auftreten von Erregungszuständen ohne eruirbare Ursache, den automatischen verwirrten Charakter dieser Erregung, Mischung von Exaltation mit Depression, völligen Mangel von Aufmerksamkeit, periodische Wiederkehr der Anfälle, Heilbarkeit. (Eine

Krankheitsgeschichte). — Als Paradigmata des im Jünglingsalter auftretenden Irreseins werden 5 Krankheitsfälle angeführt, von denen 3 Patienten nach einer 3—6 Monate langen Manie genasen, 2 in Schwachsinn übergingen. Sowohl bei heilbaren als auch bei unheilbaren Fällen kämen oft nach Abnahme der Intensität der Krankheit periodisch wiederkehrende Exacerbationen vor (in 66 % der Fälle). Dieselben werden vom Autor auf die periodische Steigerung der sexualen Function zurückgeführt. Die Therapie wird ausführlich besprochen und eine grosse Rolle derselben zugeschrieben. Was die Krankheitsform anbetrifft, so wird nur von erregten und deprimirten Kranken gesprochen, resp. Manie und Melancholie. Durch eine auf grossem Zahlenmaterial beruhende Statistik wird zu beweisen gesucht, dass die Manie im Verhältniss zur Melancholie im Jünglingsalter relativ häufiger sei als im späteren Leben.

In Erlenmeyer's Centralblatt (1884, pag. 470) findet sich das Referat eines in der Versammlung deutscher Naturforscher und Aerzte in Magdeburg von Kahlbaum gehaltenen Vortrages: «Ueber eine besondere klinische Form des moralischen Irreseins». Es wird darin mitgetheilt, Kahlbaum habe in seiner Privatanstalt Fälle gesehen, die ihn zur Aufstellung einer neuen Krankheitsgruppe veranlassten. Die Krankheit ist mit der Hebephrenie verwandt, aber nicht identisch; es ist eine Störung leichteren Grades. Die von der Krankheit Ergriffenen bieten organische Degenerationszeichen dar, sie sind meist hereditär belastet oder stammen von Trinkern ab.

Der Anfang der Krankheit documentirt sich darin, dass während der Pubertätsperiode eine Veränderung in der geistigen Haltung des Individuums bemerkt wird; es wird z. B. von. dem Patienten plötzlich ein Diebstahl verübt, später wiederholt sich Aehnliches trotz aller angewandten Strafen und Erziehungsversuche. Die Angehörigen sehen sich deshalb oft veranlasst, die unverbesserlichen Individuen von sich zu entfernen; sie schicken dieselben nach Amerika, in Besserungsanstalten, oder lassen sie ein Handwerk erlernen. Meist nütze aber alles Dieses nichts, die moralische Depravation ist so gross, dass die Individuen auch unter einfachen Lebensverhältnissen nicht fortkommen, sie fangen an zu trinken oder fügen sich von vorn herein nicht den getroffenen Massregeln. Die Krankheit stellt also eine eigene Art des moralischen Irreseins dar. Sie schliesst sich, was das Wesen des Krankheitsprocesses betrifft, der Hebephrenie an; klinisch unterscheidet sich die neue Gruppe von der letzteren dadurch, dass bei der Hebephrenie am Anfange der Erkrankung die Symptome einer acuten Psychose auftreten, während hier kein Stadium der Manie vorkommt. Ebenso tritt bei diesen Kranken der Intellectmangel nicht so hervor und es entwickelt sich auch kein progressiver Schwachsinn; die Schwäche beschränkt sich auf die moralischen Vorstellungen, während bei Hebephrenie die Störung auch niedriger liegende, mehr elementare psychische Functionen, «die Organe der direkten Wahrnehmung» ergreift. Gemeinsam sind beiden klinischen Bildern das eigenthümliche, formlose Benehmen und die Perversitäten. Es wird darauf hingewiesen, dass auch die Altersdemenz vorwiegend die moralischen Vorstellungen schwächen kann. Für die Krankheitsgruppe wird von Kahlbaum ein neuer Name, «Heboid», vorgeschlagen.

Zum zweitenmal hat Kahlbaum über Heboid oder «Heboidophrenie» einen Vortrag gehalten im Verein der ostdeutschen Irrenärzte am 29. Juni 1889. Der Vortrag ist mit 2 darin enthaltenen Krankengeschichten in extenso abgedruckt in d. Allgm. Zeitschr.f. Psych. 1889, S. 461. Als neu wäre aus dem Inhalte dieses Artikels Folgendes hervorzuheben. Kahlbaum hält die Störung für «heilbar», in seiner Anstalt wurden deshalb diese Patienten entsprechend behandelt, das heisst zweckmässig erzogen und unterrichtet, und der Erfolg blieb nicht aus. Es können nämlich durch geeignete Erziehung die moralischen Perversitäten unterdrückt werden; die Intelligenz erleidet in vielen Fällen durch die Krankheit durchaus keine Einbusse. Ein charakteristischer Zug des Heboids besteht «in dem ungenügenden, unzutreffenden Denken, indem das freie Denken der Kranken gewissermassen immer vorbeitrifft. Die Heboiden lernen ganz gut auswendig, können zuweilen ganz gut debattiren, aber eigenthümlich bleibt immer die unpräcise Auffassung dessen, was man ihnen vorgestellt hat, und dann das Vorbeidenken, wie ich es nennen möchte.» In einer von den beiden Krankengeschichten heisst es: «Obwohl gar nicht unbegabt, war es . . . . . bei seiner Unfähigkeit, auch eine Viertelstunde ohne Anstrengung aufmerksam zu sein, sehr schwer, ihn in den Schulgegenständen vorwärts zu bringen». — Der Nachweis dessen, dass die betr. Erscheinungen nicht einfach die Folge irgend welcher äusserer Ursachen, z. B. mangelhafter Erziehung sind, sei in der Mehrzahl der Fälle leicht, denn die Erblichkeitsverhältnisse sprechen meist «sehr deutlich für eine organische Belastung». «In anderen Fällen, wo die Erblichkeit weniger entschieden nachgewiesen ist, sind Krankheiten des Gehirns in frühester Kindheit anzuschuldigen». «Meist sind auch an dem Träger der Krankheit deutliche Zeichen irgend welcher Entwickelungshemmung oder sonstige nervöse Störungen vorhanden». Ein weiterer Beweis für das Krankhafte des Zustandes sei der Umstand, «dass diese Menschen sich selbst für krank halten»; sie beklagen sich auch in manchen Fällen «ganz bestimmt über das Zwangsmässige, Aufgedrungene ihres Thuns».

In der III. Auflage (1886), des Handbuches von Schüle werden bei Besprechung des «idiotischen Schwachsinns, mittleren und leichteren Grades» 6 klinische Typen desselben aufgestellt: 1) anergetischer einfacher Schwachsinnstypus, 2) Schwachsinnstypus mit Grössenwahn, 3) erethischer Schwachsinnstypus, 4) apathischer Schwachsinnstypus, 5) Moral Insanity-Typus, 6) hebephrener Schwachsinnstypus. In letzterer Gruppe[1]) «sind gewisse Fälle von jugendlichem Irresein vereinigt, welche Schwachsinn zur Folge hatten oder mit demselben complicirt sind. Hierher gehören erblich in der Regel stark belastete Kinder, welche nach erst normaler Entwickelung

1) Pag. 508.

schon frühe und ohne nachweisbare Ursache» in psychische Störungen verfallen und nach erfolgter Genesung einen «primären anergetischen oder erethischen Schwachsinn» aufweisen, der sie jeglicher Ausbildungsfähigkeit beraubt. Bei diesen Individuen erfolgen auf leichte körperliche (gastrische) Störungen sofort hallucinatorische Erregungszustände. Beim Eintritt der Pubertät stellen sich bei so disponirten Individuen «periodische und cyclische Aufregungszustände» ein. Oder es zeigt sich «periodische Zornmüthigkeit mit verbaler und thätlicher Bedrohung der Umgebung und allen Zeichen einer . . . . . Moral Insanity». «In der Regel tritt nach und nach der Cyclus zurück und es bleibt das immanente schwachsinnige excentrische Wesen oder aber eine finstere, zornmüthige Reizbarkeit». Sehr häufig sind sexuelle Perversitäten (starke Onanie). «Auch Anfälle von Maladie du doute finden sich bei Schwachsinnigen dieser Kategorie vor». «Die eigentliche Hebephrenie, das pubische Irresein, wie es von Kahlbaum und Hecker gezeichnet wurde», erwächst «nicht immer auf idiotischer Basis». «Erblichkeit spielt aetiologisch die hervorragende Rolle, nach ihr Onanie und Kopfverletzungen; wesentlich mitwirkend ist extremer Formalismus und Pedanterie der Erziehung». Der Krankheitsvorgang wird vom Autor aufgefasst «als ein störender Eingriff in die eben erst (durch die Pubertät) in Bildung begriffene neue geistige Entwickelungsstufe». «Der Krankheitsprocess setzt der geistigen Weiterentwickelung eine Grenze und bringt eine eigenthümliche Art des Schwachsinns hervor», «die Zustandsform der Hebephrenie». Schüle charakterisirt den Zustand sowie die acute Erkrankung in Kürze ganz nach Hecker, und fährt fort: «Grundton und Wesen des scizzirten Krankheitsbildes bildet ein unverkennbarer Schwachsinn erethischer Form, welcher in der Folge immer mehr dem anergetischen zusteuert, dazwischen kann nochmals eine Pause von längerer oder kürzerer «Genesung» sich einschieben; in der Regel brechen aber neue Aufregungszustände (mit dämmerhaftem Bewusstseinszustand, triebartigen Raptus und Hallucinationen) früher oder später wieder aus und führen den allmähligen geistigen Niedergang herbei». Der ungünstige Ausgang tritt «in der weitaus grösseren Mehrzahl der Fälle» ein. Schüle erlebte ein suicidium eines Hebephrenikers in einer intercurrirenden tiefen hypochondrischen Phase (Onanie). — Auch im Capitel über «die hereditäre Neurose» und über «originäre Verrücktheit» wird im Schüle'schen Handbuch der Hebephrenie Erwähnung gethan, (pag. 452, 477). Im einen wie im anderen Fall sind es abnorm veranlagte Individuen, welche oft schon von frühester Kindheit an verschiedene Symptome dieser abnormen Anlage darboten, Individuen mit einer «defecten, unharmonischen, widerspruchsvollen Charakteranlage und Ausbildung.» Oft findet bei ihnen die fehlerhafte Entwickelung darin ihren Abschluss, dass sie bereits mit Eintritt der Pubertät in Demenz verfallen. Schüle unterscheidet 2 Varietäten derselben: 1) Hebephrenie (nach Hecker), 2) Dementia praecox. Es ist der Uebergang in einen frühzeitigen geistigen Tod. Er soll bei diesen prädisponirten Individuen folgendermassen sich einstellen: «Sie erlahmen in dem Interesse für ihren Beruf, kündigen ohne Motiv ihre Stellung, verlegen sich auf professionelles Nichtsthun, auf tagelanges Herumlungern und Cigarrenrauchen, werden unendlich zerstreut, nachlässig, eigenwillig, fallen durch ein unbegründetes Lachen unangenehm auf. Privatim treiben sie sich in den heterogensten Studiengebieten herum, lesen — kaum den Knabenschuhen entwachsen — Bücher über Geburtshülfe und Seelenstörungen, über Strafgesetz und Politik, namentlich aber auch philosophische Schriften. Confus in ihrem Urtheil sind sie gleichwohl mit Allem fertig, zuversichtlich . . . . . . selbstgefällig, Alles belächelnd . . . . . . Ein alberner Selbstkultus . . . . Scenen von Gewaltthätigkeit . . . . barocke Grösse und Verfolgungsideen . . . . Die wirkliche geistige Leistungsfähigkeit schrumpft oft in Jahresfrist zum bescheidensten Können zusammen; einst hoffnungsvolle, strebsame Jünglinge vermögen jetzt kaum mehr einem mechanischen Abschreiberdienst zu genügen.»

Im Handbuch der Psychiatrie von Kowalewsky (russisch, 1886) wird die Hebephrenie in einem besonderen Capitel besprochen. Sie wird dort eingereiht in die Entartungspsychosen, als der höchste Grad der «Neurasthenie», der bereits zu einer hochgradigen Störung der Denkthätigkeit geführt hat. Das eigenartige Zustandsbild sei durch die psychologischen Eigenthümlichkeiten des betreffenden Alters bedingt. Die Unbeständigkeit, der fortwährende Wechsel der noch nicht genügend fixirten Ideen, das Ueberwiegen der Phantasie über die Urtheile und Ideen — und der Impulse über die Forderungen des Verstandes, der fortwährende Wechsel des Allgemeingefühls sei für das Jünglingsalter charakteristisch. Ebenso sei die ungünstige Prognose eine Folge der noch mangelnden Festigkeit der Elemente des Nervensystems in anatomischer wie physiologischer Beziehung. Das Nervensystem «ist noch jung und zart und bei dieser oder jener Unregelmässigkeit der Ernährung verfällt es leicht dem Verderben». Hervorgehoben wird auch die eigenthümliche Erscheinung, dass die Hebephreniker durch ihr Gebahren oft den Verdacht der Simulation erwecken, besonders wenn es junge Soldaten oder Incriminirte seien.

W. v. Tschisch[1]) bespricht in einem Anstaltsbericht pro 1886 der Anstalt St. Panteleimon in St. Petersburg recht eingehend die Hebephrenie. Er hat dieselbe in der betreffenden Anstalt unter 688 Kranken 14 Mal diagnosticirt. In der erwähnten Arbeit wird die Krankheit im Wesentlichen folgendermassen characterisirt. «Bei allen Aeusserungen der Krankheit fällt am meisten auf die verhältnissmässige Mannigfaltigkeit und Reichhaltigkeit des psychischen Lebens bei auffallender Incoordinirtheit undOberflächlichkeit aller psychischen Acte. Keine psychische Erscheinung — Hallucination, Affect, Impuls u. s. w. — erreicht während der Dauer des ganzen Krankheitsverlaufes, die ihr zukommende Intensität, keine psychische

1) Вѣстникъ клин. и судебной психіатріи и невр. Мержеевскаго г. V. pag. 194.

Erscheinung ist mit so viel Energie ausgestattet, um mit dem ganzen vergangenen Leben des Subjects die Continuität zu wahren und das zukünftige zu beeinflussen. In dieser Beziehung stellt die Hebephrenie eine sehr charakteristische Krankheit dar, welche sich von den übrigen scharf unterscheidet. Es unterliegt keinem Zweifel, dass diese Kranken schon von der Geburt oder wenigstens von der Kindheit an den Keim des Leidens in sich tragen; im kindlichen Alter ist jedoch ihre degenerative Organisation wenig bemerkbar, sobald aber diejenige Periode eintritt, wo sich die Persönlichkeit und ihr Wille endgültig bilden soll, wird der Organisationsdefect völlig manifest. Es entwickelt sich eine ganze Reihe krankhafter Symptome, aber kein einziges Symptom erreicht die volle Entwickelung. Die einzelnen Symptome hängen nicht unter einander zusammen, sind nicht durch einander bedingt, sind gleichsam zufällig vereinigt; in Folge mangelhafter Entwickelung des «Ich», d. h. des Willens, giebt es keinen Zusammenhang zwischen den psychischen Erscheinungen, weil kein Regulator des geistigen Lebens existirt. Auf Fröhlichkeit folgt schnell und ohne Grund Traurigkeit, auf Lachen — Thränen. Der Kranke beharrt mit seinem Bewusstsein auf keinem von seinen psychischen Zuständen. Es ist leicht zu bemerken, dass er über keine Aufmerksamkeit verfügt und deshalb auch gar nicht seine eigenen Gemüthsbewegungen verfolgen kann. Diese Abwesenheit der Aufmerksamkeit, des auf die inneren Vorgänge gerichteten Willens bildet (nach des Autors

Meinung) gleich von Anfang der Krankheit das Cardinalsymptom der Hebephrenie. Dadurch erklärt sich sowohl der dem ganzen Krankheitsbilde anhaftende Stempel der psychischen Schwäche, als auch der schnelle Ausgang in Demenz, welche ihrerseits sehr eigenartig ist. Diese Demenz zeigt sich niemals als eine solche Zerstörung des psychischen Lebens, wie sie beim wirklichen secundären Blödsinn getroffen wird; prüft man den Zustand der einzelnen Geistesfunctionen, so findet man keine grossen Defecte und trotzdem ist der Kranke völlig unfähig selbständig zu leben». Weiter wird die Differenzialdiagnose besprochen. Durch die Unbeständigkeit und die mangelnde innere Begründung aller pschychischen Erscheinungen, die mangelnde Logik und Consequenz in den geäusserten Wahnideen unterscheide sich dieser psychische Zustand scharf von demjenigen bei Paranoia, Melancholie, Manie. Durch pedagogische, disciplinarische Maassregeln lassen sich bei Hebephrenikern oft viele sonderbare Angewohnheiten zum Verschwinden bringen, ebenso wie die denselben scheinbar zu Grunde liegenden unsinnigen Wahnideen. (Beispiele.) Deshalb brauche auch die eigenthümliche Mimik, die kindischen Streiche, die wie absichtlich verdrehte und entstellte Rede nicht immer vorzukommen. Man könne sogar fast alle Kranken (mit Ausnahme derjenigen, wo diese Gewohnheiten bei ungeeigneter Behandlung bereits inveterirt sind) zu einem anständigen Betragen erziehen, ohne dabei auf besondere Swchwierigkeiten zu stossen. So könne man angeblich characteristische Symptome der Hebephrenie zum Verschwinden bringen. Besonders hervorgehoben wird die eigenthümliche Erscheinung, das während Hebephreniker in der Anstalt sehr wenig Mühe bei ihrer Beaufsichtigung machen, sie zu Hause gewöhnlich der Umgebung sehr beschwerlich werden. Dies sei folgendermassen zu erklären. Von den gewöhnlichen Schwachsinnigen und Idioten unterscheiden sich die Hebephreniker gerade durch den Reichthum ihres psychischen Lebens. Da aber ihr Wille völlig unentwickelt geblieben ist, so können sie ihre Handlungen nie nach irgend welchen feststehenden Principien regeln, sie sind in jedem Augenblick geneigt unter dem Einfluss unmittelbarer Motive zu handeln, alles hängt bei ihnen vom Zufalle ab. In der Anstalt, wo alles seinen regelmässigen Gang hat, lassen sie sich ganz leicht von ihren Aufsehern dirigiren, zu Hause dagegen kann man niemals voraussehen, vor welche Eventualität der Kranke gestellt werden kann, und welche zufälligen Absichten in ihm plötzlich entstehen können. In Bezug auf die Prognose wird bemerkt, dass es möglich sei, durch rationelle Pflege eine hochgradige Zerstörung der Geisteskräfte lange Zeit hintanzuhalten. Die Besprechung der Hebephrenie schliesst mit der Mittheilung folgender Beobachtung: «Bei 3 Patienten, Israeliten, beobachtete ich einen schnellen Ausgang in Demenz, die dabei verhältnissmässig recht hochgradig war. Ob es individuelle Eigenthümlichkeiten dieser 3 Kranken waren, oder ob es mit der Nationalität zusammenhing, möchte ich nicht entscheiden, obgleich ich nicht selten bei Israeliten, gewisse Abweichungen im Verlauf der Geisteskrankheiten constatirte; ebenso eine relative Häufigkeit mancher Krankheiten bei den Israeliten (z. B. periodische Psychosen, circuläres Irresein)».

A. Mairet: «Folie de la puberté», 4 klinische Vorlesungen[1]). Mairet unterscheidet unter den im betreffenden Alter vorkommenden Psychosen: *A.*) Erkrankungen, die in keinem causalen Zusammenhange mit der Pubertät stehen, welche also auch in jedem anderen Lebensalter vorkommen können; diese Erkrankungen haben nichts für die Pubertät Charakteristisches. *B.*) Eigentliche Pubertätspsychosen; das Symptomenbild ist ein eigenartiges, es ist durch die Pubertät bedingt. Der Autor hat sich durch seine Beobachtungen überzeugt, dass es, «entgegen der Meinung Kahlbaums» nicht eine Pubertätspsychose, sondern mehrere Arten giebt. Er unterscheidet; 1) Pubertätspsychosen mit Hemmung der psychischen Entwickelung. — Es sei eine allgemein bekannte Thatsache, dass Individuen, deren Intelligenz vorher durchaus nicht unter dem Durchschnittsmaass stand, ja dasselbe überragte, während der Pubertät in intellectueller Hinsicht völlig verkümmern können. Wenn nun zu diesem Verlust der Intelligenz eine Perversion derselben, ein Delirium, hinzutritt, so haben wir eine Pubertätspsychose mit Hemmung der Entwickelung. 2) «Einfache» Pubertätspsychosen. — Die «Perversion der Intelligenz», das Delirium, tritt allein auf, ohne eine Hemmung der psychischen Entwickelung. Wenn die Störung nicht in Heilung übergeht, so

1) Annales medico-psychologiques 1888 1889.

entsteht zwar auch eine Demenz, aber diese ist dann, wie bei den Psychosen des erwachsenen Alters eine secundäre Erscheinung. Von den «einfachen Pubertätspsychosen» werden 4 Arten unterschieden: *a)* «Lypemanischer Stupor» = Katatonie s. Melancholia cum stupore. *b)* choreatische, *c)* impulsive, *d)* hysterische Manie. — Die erste Erkrankung, der «lypemanische Stupor» wird genau beschrieben. Der Autor hat sie 8 Mal beobachtet. Nur einmal betraf die Krankheit ein männliches Individuum. Der Verlauf ist folgender: Junge Individuen, welche noch nicht die vollständige körperliche Entwickelung erreicht haben, fangen an in der Ernährung zurückzubleiben, werden schwächlich, zeigen Symptome von Chlorose, klagen über Kopfschmerzen, Schlaflosigkeit und verschiedene nervöse Beschwerden. Nach einem solchen Vorläuferstadium, welches sich bis zur Dauer von einigen Monaten erstrecken kann, bricht plötzlich eine Geisteskrankheit aus, häufig durch eine ziemlich geringfügige psychische Erschütterung veranlasst. Die Kranken bekommen schreckenerregende Hallucinationen, sehen sich von bewaffneten Männern, verschiedenen Thieren bedroht, befinden sich in grosser Angst, suchen sich zu wehren, stürzen sich durch's Fenster, gerathen in ganz sinnlose Agitation, singen, peroriren. Die körperliche Untersuchung zeigt vor allem einen sehr mangelhaften Ernährungszustand, Störungen der Gefässinnervation, oft Unregelmässigkeiten der Temperatur (schlechter, frequenter Puls. fleckige Röthung des Gesichts, zuweilen einseitige Temperatursteigerung). Im weiteren Verlaufe verweigern oft die Kranken die Nahrungsaufnahme (abnorme Geschmackssensationen), zeigen fortwährend ängstlichen Affect, der auch mit einfacher Depression abwechseln kann, haben Hallucinationen aller Sinne, bewegen sich fortwährend, wollen fort, widersetzen sich. Nach längerer oder nach kürzerer Zeit, meist nach mehreren Wochen, verfallen die Patienten in Stupor, welcher nur bisweilen von kurzen Phasen sinnloser Erregung (Lachen, Springen, Schwatzen) unterbrochen wird; ihre Glieder sind schlaff, sie zeigen flexibilitas cerea aber keine Spannungen, wie es bei Katatonie der Erwachsenen oft vorkommt. Der allmählige Uebergang in Heilung tritt ein, nachdem der Stupor einige Wochen bis einige Monate angedauert hat, unter stetiger Zunahme des Wohlbefindens; Vollendung der körperlichen Entwickelung, Eintritt regelmässiger Menstruation. Die Prognose der Krankheit ist eine gute; 6 Mal trat dauernde Heilung ein, 1 Mal exitus lethalis (19 Tage nach Ausbruch der Erkrankung unter den Symptomen körperlicher Erschöpfung), 1 Mal Uebergang in Demenz. Doch unterschied sich letzterer Fall symptomatologisch von den anderen, war auch mit Erscheinungen von grande hysterie combinirt. Der Autor hält die Erkrankung für identisch mit der Katatonie deutscher Autoren. In ätiologischer Hinsicht spiele hier der Pubertätsprocess die Hauptrolle; Katatonie in der Pubertät ist stets puberalen Ursprungs. Dass die Katatonie in anderen Lebensaltern vorkomme, könne nicht als Gegenbeweis gelten. Auch dort tritt sie oft in Folge von Einflüssen ein, welche ebenso wie die Pubertät eine hochgradige Erschöpfung bewirken, z. B. nach Geburten, bei Phthise, nach langdauernden Entbehrungen und deprimirenden psychischen Einwirkungen. Dass es die Pubertät ist, welche die in Rede stehende Erkrankung hervorruft, das werde bewiesen durch das regelmässige Voraufgehen solcher körperlicher Störungen, die als der Ausdruck behinderter Pubertätsentwickelung gelten (Chlorose etc.). Ebenso sei die Heilung der Psychose stets gebunden an die Besserung des Ernährungszustandes und Vollendung der körperlichen Entwickelung. Die Pubertätsentwickelung giebt erfahrungsgemäss viel häufiger beim weiblichen Geschlecht zu Störungen des Allgemeinbefindens Anlass, und in Uebereinstimmung damit sei auch die geistige Störung vorwiegend bei weiblichen Individuen aufgetreten. Auch der häufige Mangel jeder anderen eruirbaren Ursache beweise den causalen Zusammenhang der Psychose mit einer behinderten Pubertätsentwickelung. Als mitwirkende Ursachen können eventuell in Betracht kommen: Heredität (4 Mal unter 8 Fällen), psychische Ueberanstrengungen, und als auslösende Ursache psychischer Shock.

Die von Mairet als «stupeur lypemaniaque» beschriebenen Fälle können nach meiner Ansicht definirt werden als in der Pubertätszeit auftretende heilbare Erschöpfungspsychosen[1]) mit katatoni-

1) Ueber Erschöpfungsspychosen s. asthenische Psychosen vergl. Kraepelin, «über den Einfluss acuter Krankheiten auf die Entstehung von Geisteskrankheiten» pag. 16. — Ders. «über Psychosen nach Influenza» (Deutsche Med. Wochenschrift 1890 Nr. 11). — Ders. Lehrbuch III. Aufl. pag. 254—268.

schen Symptomen. Die Krankheit ist dem Wesen nach der acuten Demenz sehr nahe verwandt, als Ursache derselben sind die während der Entwickelungsperiode eintretenden Ernährungsstörungen anzusehen. Nach den hier in Dorpat gemachten Beobachtungen sind ähnliche Erkrankungen auch bei männlichen Individuen durchaus nicht selten, nur ist bei diesen die Ernährungsstörung gewöhnlich keine idiopathische, sondern eine mehr durch die äusseren Verhältnisse bedingte (geistige Ueberanstrengung etc.). Die Gruppe ist ursächlich und symptomatologisch genau charakterisirt. Es ist ohne Weiteres evident, dass sie mit der Hebephrenie nach Hecker nichts gemein hat. Auch von solchen Fällen, wie die von Sterz beschriebenen sind, unterscheiden sich die Fälle dieser Gruppe wesentlich. Hier ist es eine vorübergehende, heilbare, durch schwere Schädigung der körperlichen Gesundheit bedingte Störung der psychischen Functionen; wenn anderweitige körperliche Complicationen nicht hinzutreten, so kommt diese Störung in regelmässigem, keinem Schwanken unterworfenen Verlauf zum Ausgleich, nachdem die Ursache der Erkrankung, die Erschöpfung, beseitigt worden. Dort, bei der Hebephrenie, ist es eine psychische Störung, die idiopathisch, d. h. ohne besondere äussere Ursachen eintritt, entschiedene Tendenz zur Verblödung zeigt, einen unregelmässigen, schwankenden Verlauf hat. Die Berechtigung abzusprechen, die betreffenden Mairet'schen Fälle als «Katatonie» zu bezeichnen, liegt kein Grund vor, der katatonische Symptomencomplex ist hier oft ziemlich vollständig; doch muss im Auge behalten werden, dass auch in diesem Alter Fälle mit ganz anderer Grundlage vorkommen, bei denen dieser Symptomencomplex noch schärfer ausgeprägt ist. Nach der von Mairet gegebenen kurzen Definition könnte seine Rubrik «Pubertätspsychosen mit Hemmung der psychischen Entwickelung» der «Hebephrenie» der anderen Autoren entsprechen. Indess fehlt die ausführliche Besprechung der betreffenden Psychosen in der Arbeit. — Die Besprechung des Abschnittes über «choreatische Manie» kann wohl als zu fernliegend unterbleiben.

B. Ball. «Leçons sur le maladies mentales», 1890, pag. 691. Die «specielle Form der Geistesstörung, welche von den Deutschen Hebephrenie genannt wird», «befällt besonders Prädisponirte und vor allem Hereditarier, oder mit anderen Worten: latente Prädispositionen manifestiren sich gerne gerade in diesem Moment, der Zeit der Pubertätsentwickelung. Die gewöhnliche Form dieser Geistesstörung ist die Depression, Melancholie, begleitet von einzelnen Excentricitäten. Doch kann man auch eine andere Form beobachten, welche charakterisirt wird durch Excitation, Grössenideen, durch die Sucht zu gefallen und die Aufmerksamkeit auf sich zu lenken, durch grosse Geschwätzigkeit». Bei Mädchen hysterische Erscheinungen. Diese Geistesstörung kann vorübergehend sein, aber auch zu schwerer Psychose und zur Demenz führen.

In der Arbeit von W. Serbsky «Die unter dem Namen Katatonie beschriebenen geistigen Störungen»[1]) findet die Hebephrenie eine eingehende Berücksichtigung aus dem Grunde, weil bei ihr häufig katatonische Symptome beobachtet werden. Da aber die Meinungen über die Hebephrenie noch gar nicht geeinigt seien, so fühlt sich der Autor veranlasst, die geschichtliche Entwickelung der Frage von der Hebephrenie ziemlich eingehend zu beleuchten und stellt ungefähr folgende Sätze auf, welche seinen eigenen Standpunkt kennzeichnen: 1) Hebephrenie ist eine Form des secundären Schwachsinns, meist infolge einer acuten Psychose. Auf dem Boden dieses Schwachsinn's können später nochmalige acute Verschlimmerungen des Zustandes entstehen. 2) Die betreffenden acuten Psychosen gehören meist in die Kategorie der Verwirrtheit (amentia) oder der acuten Paranoia. 3) Das Eigenthümliche dieser Psychosen besteht in dem frühen, oft auffallend schnellen Ausgang in Verblödung. 4) Diese Eigenthümlichkeit ist der tiefen Invalidität des abnorm organisirten Gehirns zuzuschreiben. Hebephrenie ist eine Entartungspsychose, eine originäre, auf hereditärer Grundlage entstehende Geistesstörung, bei welcher die Pubertät nur als eine Zeit minoris resistentiae in Betracht kommt. 5) Ausser dieser originären Form, der eigentlichen Hebephrenie, giebt es erworbene Formen der secundären Demenz, deren klinisches Bild sich vom hebephrenischen Schwachsinn in nichts unterscheidet. Diese entwickeln sich gewöhnlich in einer Lebensperiode, wo die psychische und physische Ent-

---

1) Russisch, Moskau 1890. Ein kurzes Autoreferat in Erlenmeyer's Centrbl. 1891, S. 145.

wickelung noch keinen vollständigen Abschluss erreicht hat (vor dem 28.—30. Lebensjahre) und könnten benannt werden «dementia (secundaria) progressiva». 6) Diese Formen entwickeln sich folgendermassen: Nach einer erstmaligen Erkrankung, welche nicht selten nach dem Typus der Psychoneurosen verläuft, so dass man anfangs den ungünstigen Ausgang gar nicht voraussehen kann, bleibt ein kleiner, oft kaum bemerkbarer Defect. Jede folgende Recrudescenz lässt das psychische Leben auf ein tieferes Niveau sinken. Nicht selten jedoch trägt auch die erstmalige Erkrankung den Stempel der sich entwickelnden geistigen Schwäche. 7) Dies gilt um so mehr von den folgenden acuten Verschlimmerungen, welche sich bereits auf schwachsinniger Grundlage entwickeln. Sie zeigen oft ebenso wie bei der Hebephrenie im engeren Sinne nicht selten einen sehr eigenthümlichen Verlauf, welcher auf die hochgradige Invalidität des Gehirns hindeutet. Es sei nicht richtig hier eine hysterische Grundlage zu erblicken (Schüle's Katatonie auf hysterischer Grundlage). 8) Im Verlaufe der dementia progressiva und ebenso bei der eigentlichen Hebephrenie, welche nur eine Unterart der Ersteren darstellt, werden nicht selten verschiedene Symptome beobachtet, welche als für die Katatonie charakteristisch gelten, manchmal nur in den Perioden acuter Verschlimmerung, manchmal aber auch erst dann, wenn schon der Schwachsinn scharf ausgeprägt ist. In der Litteratur seien Angaben über katatonische Symptome bei der Hebephrenie sehr spärlich: eine kurze Hindeutung auf die Verwandtschaft von Hebephrenie mit Katatonie in der I. Auflage des Handbuchs von Schüle; Hecker's Fall von Katatonie mit vorübergehender Heilung und Uebergang in einen Zustand, welcher das Bild der Hebephrenie darbot;[1]) zuletzt eine etwas eingehendere Besprechung des Gegenstandes in der Fink'schen Arbeit. Es folgen 4 Fälle von Hebephrenie (resp. «dementia progressiva»), in denen katatonische Symptome zur Beobachtung kamen.

Zu erwähnen wären noch folgende Publicationen, welche mehr den Charakter casuistischer Beiträge haben:

Awtokratow berichtet in Kowalewky's Archiv[2]) über einen Fall von Hebephrenie, welcher vor das Forum kam; er bringt auch das in dem betreffenden Falle abgegebene ausführliche Gutachten. Der 19-jährige hereditär belastete Patient liess sich verleiten, ein gefälschtes Examenzeugniss einer Militärschule zu erwerben. Das einzige Motiv dieser That wie auch mehrerer anderer excentrischer Handlungen war, wie sich herausstellte, der Wunsch, zum Officier befördert zu werden, um eine schöne Kavallerieuniform tragen zu können. Der Patient war pecuniär sehr gut situirt, so dass eigennützige Beweggründe von vornherein ausgeschlossen waren.

J. Dresen: «Ein Beitrag zur Hebephrenie». Inaugural-Dissertation, Greifswald 1874, enthält eine Krankengeschichte: Die 16-jährige belastete Pa-

---

1) Allgem. Zeitsch. für Psychiatr. Band 33, pag. 612.

2) Архивъ психіатр. etc. П. И. Ковалевскаго. Томъ V 1885 стр. 95: П. М. Автократовъ, Судебно-психіатрическій случай гебефреніи.

tientin leidet 10 Monate lang vorwiegend an maniacalischen Symptomen mit dem Charakter der Albernheit. Darauf folgt ein Zustand relativer Gesundheit; nach 6 Monaten Recidiv.

R. Diederichs: «Ueber Hebephrenie». Inaugural-Dissertation, Würzburg 1876, enthält 2 Krankengeschichten. 1) Eine 17-jährige erblich belastete Patientin bekommt nach einem kurzen melancholischen Stadium Hang zum Vagabundiren, verfällt von Zeit zu Zeit in krampfhafte Starre; Nahrungsverweigerung, Speichelfluss. Sie hallucinirt, hört Stimmen, sieht den Tod in leibhaftiger Gestalt, zeigt bisweilen flexibilitas cerea; zuweilen zerstörungssüchtig, dann wieder einfach apathisch. (Eine degenerative Psychose mit ziemlich mannigfaltigen Symptomen; während der $2^1/_2$ Jahre langen Beobachtungszeit scheint noch kein Stillstand der Erscheinungen eingetreten zu sein.) 2) Ein 19-jähriger erblich belasteter Patient. Potatorium. Verwirrte Erregung allmählig begonnen, dann in grösserer Intensität plötzlich ausgebrochen. Patient ist drohend, obscön, gewaltthätig — 2 Monate lang. Darauf 3 Wochen ruhig, apathisch. Wird dann wiederum erregt, die folgenden 6 Monate wechselt Unruhe mit Apathie ab, Patient wird unreinlich. Auch dieser Fall bleibt ohne Abschluss.

J. E. Schöne: «Zwei Fälle von Hebephrenie». Inaugural-Dissertation, Greifswald 1888. Männliche Patienten von 18 resp. 19 Jahren; letzterer geht nach $^1/_2$ Jahr langer Krankheit in relative Genesung über, der andere Fall bleibt unabgeschlossen, er wurde kaum 2 Monate beobachtet. Der Autor vindicirt «zu schnellem einseitigem Körperwachsthum» aetiologische Bedeutung.

M. Chastenet: «Folie de la puberté», Annales medico-psycholog. 1890. Pag. 234. Der betreffende Fall bietet nichts Erwähnenswerthes.

Doyen: «Hebephrenie mit hysterischen Anfällen bei einem Manne; secundärer Blödsinn». L'Encephale 1887 Nr. 3. Kurzes Referat in d. Allgem. Zeitschr. für Psych. 1887. Band 43, Heft 2, pag. 81.*

K. Mills; «Fälle von Geistesstörung zur Zeit der Pubertät und Jugendzeit». J. of nerv. and ment. diss. Nov. Dec. 1887. Kurzes Referat in der Allgm. Zeitschrift für Psych. 1889. Band 45, Heft 4, S. 92.*

II.

Hiermit wäre die Zahl derjenigen Autoren erschöpft, welche sich eingehender mit der Hebephrenie beschäftigt haben. Die meisten Handbücher habe ich zu citiren unterlassen, weil in denselben nichts Neues zu der in Rede stehenden Frage geliefert wird; die Angaben sind kurz und sehr allgemeiner und unbestimmter Natur. Einige nicht deutsche Handbücher, die ebenfalls nichts Integrirendes enthalten, glaubte ich gleichwohl anführen zu müssen, um zu zeigen, wie weit der Gegenstand ausserhalb Deutschlands bekannt ist.

Keiner von denjenigen Autoren, die sich mit dem Gegenstande näher befassten, hat die Nichtexistenz einer solchen Krankheitsgruppe bewiesen, noch viel weniger hat Jemand die Richtigkeit und Realität der Hecker'schen Beobachtungen in Frage gestellt. Eine allgemeinere Anerkennung und Verwerthung hat aber der von ihm oder, richtiger gesprochen, von Kahlbaum aufgestellte Krankheitsbegriff trotzdem nicht erfahren; die verbreitetsten Klassificationen der psychischen Krankheiten haben keine Rubrik «Hebephrenie»; viele verbreitete Handbücher übergehen dieselbe mit Stillschweigen. Bei über diesen Gegenstand angeregter Discussion äusserten sich die meisten Psychiater ablehnend [1]).

Es muss nun auf den ersten Blick sehr auffallend erscheinen, dass eine Gruppe von Fällen, die einander in ihrem ganzen Verlauf sehr ähnlich sind, nicht in der Klassification der Psychosen untergebracht worden ist. Bei näherer Betrachtung wird aber dieser Zustand der Frage als ein ganz natürlicher erscheinen. Mit Melancholie, Manie etc. kann Hebephrenie in der That nicht in eine Reihe gestellt werden. Jenes sind allgemeine Zustandsbilder, die durch verschiedene Krankheitsprocesse erzeugt werden können; die Bezeichnung «Melancholie», «Manie» präjudicirt noch nichts über den Verlauf und den Ausgang der Krankheit, sowie über die zu Grunde liegende Störung. Will man dagegen einen Fall als «Hebephrenie» bezeichnen, so muss man einen bestimmten Verlauf, ein bestimmtes Endresultat des Krankheitsprocesses (den eigenthümlichen Schwachsinn) beobachtet haben oder dessen Eintreten voraussagen können. Man ist hier also in derselben Lage wie in dem Falle, wo man einen Patienten mit maniacalischen oder melancholischen Symptomen aus bestimmten feineren Besonderheiten des Krankheitsbildes als Paralytiker diagnosticirt. — Nun ist aber die Hebephrenie noch zu wenig erforscht. Die Grenzen der betreffenden Gruppe lassen sich

1) Rinecker's Vortrag mit nachfolgender Discussion in d. Jahresversamml. des Vereins deutscher Irrenärzte 1880. Allgem. Zeitschrift für Psychiatrie 1881 S. 570.

noch gar nicht genau ziehen, deshalb halten die Einen die Affection für häufig, die Anderen für selten. Ganz genau dem von Hecker entworfenen Bilde entsprechende Fälle finden sich nicht allzu häufig und offenbar auch nicht in jedem Material. Dagegen scheint es die verschiedensten Uebergänge zu Störungen leichteren und schwereren Grades und zu andersartigen klinischen Typen zu geben, sowohl was den Verlauf als auch was den Ausgang anbetrifft. Nicht einmal das charakteristische Lebensalter bildet einen festen Anhaltspunkt, da man ja ähnliche Affectionen auch in anderen Lebensaltern findet. Kurz, es giebt für die Umgrenzung der Gruppe keine anderen, festeren Anhaltspunkte, als die klinische Beobachtung des Symptomenbildes und des Verlaufs; es fehlt noch eine anatomische oder eine sichere causale Begründung der Annahme, dass hier ein eigenthümlicher Krankheitsprocess vorliegt.

Daraus erklärt sich ganz natürlich die Neigung der Autoren, den Begriff Hebephrenie als eine unbedeutende Erfahrungsthatsache nebenbei abzuthun. Man sagt etwa, die Hebephrenie sei «nur eine Erscheinungsweise des Pubertätsirreseins überhaupt», d. h. jene Fälle haben freilich gemeinsame Eigenthümlichkeiten, diese sind aber nicht auf den Krankheitsprocess, sondern auf das Lebensalter der Erkrankten zurückzuführen. Man wird also, ohne die «hebephrenische Färbung» des Bildes zu berücksichtigen, die Fälle als Melancholie, Manie etc. benennen, je nachdem dieses oder jenes Zustandsbild deutlicher ausgeprägt ist, länger dauert, oder mehr auffällt. Andere Autoren weichen der Anerkennung der Hebephrenie als besondere Krankheit auf die Weise aus, dass sie ihre Entstehung auf originär schwachsinniger Basis besonders stark betonen. Nach ihnen sind die betreffenden Individuen von je her geistig abnorm gewesen, man hatte aber in den Kinderjahren keine Gelegenheit, dies zu bemerken; die Verschlimmerung, während der Pubertätsjahre ist mehr auf die Einwirkung äusserer Verhältnisse, als auf irgend einen Krankheitsprocess zurückzuführen. Darnach wären also die betreffenden Fälle einfach als originärer Schwachsinn resp. Idiotie aufzufassen, und wäre kein Grund vorhanden, hier noch eine besondere Krankheitsform annehmen zu wollen.

Wenn nun bei diesem Stand der Frage die Einreihung der Hebephrenie in die Klassification der Psychosen auf thatsächliche Schwierigkeiten stösst, und es deswegen sehr begreiflich erscheint, dass die meisten Handbücher dieselbe mehr oder weniger übergehen, so werden monographische Bearbeitungen des Gegenstandes um so mehr am Platze sein. Vor Allem ist es noch durchaus nicht ausgeschlossen, dass hier ein eigenthümlicher Krankheitsprocess sich wird feststellen lassen, denn die Thatsache, dass es stark prädisponirte Individuen sind, die von der Krankheit befallen werden, schliesst noch nicht mit Sicherheit das Vorhandensein eines pathologisch-anatomischen Processes aus. Paralyse entsteht auch vorzugsweise bei durch Syphilis etc. geschwächten Individuen.

Sollte es aber auch nicht gelingen, hier eine besondere Krankheit abzugrenzen, so verdienen es gewiss die hier vorkommenden Zustandsbilder, fixirt zu werden. Das Studium dieser Zustände muss dann auch aus dem Grunde wichtig erscheinen, weil sich hier eine ganz bestimmte Varietät des Terminalblödsinns genau studiren läst. Man darf vielleicht hoffen, hier einen Ausgangspunkt zu gewinnen für die weitere Sichtung des grossen Gebietes, welches mit dem Sammelnamen «secundäre Demenz» belegt wird. Die Endstadien der psychischen Erkrankungen sind bisher sehr wenig bei der Klassification der Psychosen beachtet worden, und doch sollte man denken, dass gerade aus der Art der Zerstörung, welche ein Krankheitsprocess anrichtet, auf die Natur dieses Processes zurückgeschlossen werden kann. Die Hebephrenie ist nun eine solche Gruppe von Fällen, die vor allem wegen ihres eigenthümlichen Terminalzustandes zusammengehören. Der relativ rasche und einfache Verlauf der Erkrankung ist wohl die Ursache, dass diese Gruppe die erste und bis jetzt die einzige ist, die nach diesem Gesichtspunkt aufgestellt wurde.

Gegenwärtige Arbeit verfolgt den Zweck, aus den Resultaten einer genauen Durchmusterung des Materials der Dorpater Klinik (1881—1891, c. 1000 erstmalige Aufnahmen) einen Beitrag zur Lehre von der Hebephrenie zu liefern.

Ich werde mit der Mittheilung einiger Krankengeschichten anfangen, welche mir relativ die meiste Aehnlichkeit mit den von Hecker seiner Darstellung der Hebephrenie zu Grunde gelegten Fällen zu haben scheinen, um dann zur Betrachtung derjenigen Fälle überzugehen, welche das Gemeinsame haben, dass sie in einen Zustand tiefen Blödsinns auslaufen. Es scheint, dass das Dorpater Material, besonders was Patienten der niederen Stände anbetrifft, relativ reich ist an Fällen dieser letzten Kategorie. Sucht man dagegen nach Krankheitsgeschichten, welche ganz genau dem von Hecker entworfenen Bilde entsprechen sollen, so stösst man auf einige Schwierigkeiten. Es fehlt durchaus nicht an Fällen, von welchen man behaupten kann, dass auf sie dieselbe Definiton passt, wie auf die Fälle Hecker's, doch werden die Patienten bei diesem Grade der Störung nicht lange genug in der Anstalt belassen, sie verbringen hier meist nur einen Theil des acuten Stadiums der Krankeit, oder werden bei schon ausgebildetem Schwachsinn aus irgend welchem Grunde auf kurze Zeit internirt, ohne dass man die Möglichkeit hätte, über den Anfang der Störung genaue Daten zu erhalten. Wohl aus demselben Grunde ist es noch Keinem von denjenigen, die nach Hecker den Gegenstand bearbeitet haben, gelungen, so schöne Beobachtungen zu bringen wie jener. Er verfügte eben über ein Material, worin die betreffende Störung häufig vorkam und gut beobachtet werden konnte; es waren nämlich den höheren Ständen angehörende Patienten. Diese relative Häufigkeit wird nur durch die äusseren Verhältnisse erzeugt, denn bei anderen Anstaltsverhältnissen, wo mehr die Patienten aus der arbeitenden Bevölkerung in Betracht kommen, oder wo die Anstalt vorzugsweise den Charakter einer Heilanstalt trägt, werden Fälle dieser Art garnicht in Behandlung abgegeben, resp. nur auf kurze Zeit. — Die äusseren Verhältnisse haben hier aber eine noch grössere Bedeutung; sie sind ohne Zweifel im Stande, die Symptome der in Rede stehenden psychischen Störung zu modificiren und dem ganzen Bilde eine besondere Färbung zu verleihen. Die formalen Störungen der Ausdrucksweise z. B., auf welche Hecker mit Recht so grossen Nachdruck legt, sind in ihrem Wesen entschieden das Resultat des psychischen Zustandes des Individuums, doch wird es von den äusseren Verhältnissen abhängen, ob sie diese oder jene äussere Erscheinung annehmen. Der psychische Zustand kann nicht bewirken, dass der Patient im schriftlichen Ausdruck in lange Perioden verfällt, wenn ihm ein ähnlicher Stil ganz unbekannt ist, wenn derselbe seiner Muttersprache oder den Gewohnheiten seiner Umgebung ganz fremd ist. Der psychische Defect wird unter den gegebenen Umständen eine äusserlich andersartig erscheinende, vielleicht weniger charakteristische Störung der Ausdrucksweise erzeugen, die aber psychologisch analysirt auf dieselbe Ursache sich wird zurückführen lassen. Ebenso ist es mit dem Benehmen der Kranken. Es wird sich bei ihnen nie das harmlose kindisch alberne Benehmen entwickeln können, wenn ähnliche Reminiscenzen aus der Kindheit nicht vorhanden sind, und wenn die gegenwärtigen Verhältnisse zu diesem Tone garnicht passen. Wenn z. B. die Patienten seit je her an einen sehr ernsten oder rohen Umgangston gewöhnt sind, so wird ihr Betragen eine krankhafte Verzerrung dieser ihnen anerzogenen Umgangsgewohnheiten zeigen. Selbst das acute Stadium der Krankheit wird sich in seinen äusseren Erscheinungen nach den Lebensverhältnissen der Patienten richten, da auch hier die Symptome bei der Leichtigkeit der Störung sehr inconstant sind und sich beeinflussen lassen. Schüle meint ja sogar, dass die schädlichen Einflüsse einer fehlerhaften Erziehung den Ausbruch der Krankheit begünstigen können.

Deshalb ist es ersichtlich, dass man um so leichter einen bestimmten Typus bei dieser psychischen Störung wird finden können, je mehr die Patienten einander in Bezug auf Bildung, Nationalität etc. gleichstehen, und dass das betreffende Bild um so farbenreicher ausfallen wird, wenn die Kranken aus hochentwickelten, gebildeten Verhältnissen stammen. Die von Hecker beschriebenen Fälle entsprechen nun dieser Forderung recht vollkommen. Man kann an ihnen studiren, welche äusserlichen Erscheinungen die zu Grunde liegende psychische Störung unter den gegebenen Verhältnissen zur Folge gehabt hat, und kann aus den beschriebenen Erscheinungen Rückschlüsse auf den psychologischen Mechanismus des betreffenden geistigen Defectes ziehen. Geht man aber zu Fällen über, die aus anderen Verhältnissen stammen, so kann man bloss erwarten, dass diese psychologische Begründung der äusseren Erscheinungen identisch ist. Das äussere Symptomenbild dagegen wird einer Ergänzung fähig und bedürftig sein. Ich halte nun die mir zu Gebote stehenden Fälle nicht für genügend, um solch' eine Ergänzung vorzunehmen, hinreichend dürften sie aber sein, um zu beweisen, dass auch hier Erkrankungen, welche in ihrem Wesen und in der inneren Eigenart der Symptome mit den Hecker'schen identisch sind, zur Beobachtung kommen.

Die berührten Schwierigkeiten dürften in Bezug auf die weiter unten eingehender zu behandelnden Fälle, wo ein tiefer Blödsinn eintritt, zum grossen Theil in Fortfall kommen. Dort sind die äusseren Erscheinungen erklärlicherweise mit mehr Nothwendigkeit von dem psychischen Zustande abhängig.

II. (Nr. 1114 [1]) M. [2]) 18 a. n. Der Vater des Patienten, ein Gerichtsbote, war starker Potator, die letzten 1½ Jahre seines Lebens litt derselbe an Lepra, starb wahrscheinlich an Pneumonie 64 a. n. Die Mutter 56 a. n. ist brustleidend. Ein 23-jähriger Bruder des Patienten ist seit 5 Jahren geisteskrank («tiefsinnig»), eine ältere Schwester starb an Phthise. Eine 20-jährige Schwester ist gesund.

Patient soll keine besonderen Krankheiten durchgemacht haben; er soll sehr gehorsam und arbeitsam gewesen sein. Ein halbes Jahr lang hatte Patient einen sehr schweren Dienst, soll dort gemisshandelt und einmal sogar vom Dienstherrn mit dem Revolver bedroht worden sein. Diesen Dienst verliess er im Juni 1890 und bekam im Juli eine Stelle als Kaufmannslehrling, wo er es angeblich gut hatte.

Dort erkrankte Patient plötzlich an einem der ersten Tage des August. Er verbrachte eine Nacht schlaflos, war

1) Nummer des Aufnahmejournals.
2) M. = männliches Individuum, W. = weibliches Individuum.

unruhig, schrieb in dieser Nacht Briefe an die Mutter und die Schwester, die ganz unsinnig (maniakalisch) ausfielen. Den Morgen darauf wurde Patient im Laden aufgeregt, «wollte die ganze Bude umkramen». Seitdem schlief Patient wenig, ass viel, schaute nach oben, als ob er etwas in der Luft sehen würde, erschien meist zornig, reizbar, äusserte einige undeutliche Grössenideen, er wolle grosser Kaufmann werden. 2 Wochen lag er darauf im Stadthospital; mechanische Beschränkung brauchte nicht angewandt zu werden. Auch auf der Herreise nach Dorpat kam er im gewöhnlichen Eisenbahnwagen gefahren, gehorchte dem Begleiter, wenn dieser seine Befehle energisch äusserte.

Bei der Aufnahme (7. September) folgender Status: Patient ist schlank, von ziemlich schwachem Körperbau, die Hautfarbe ist eine schmutzig-bräunliche. Schläfriger Gesichtsausdruck, der Blick erscheint bisweilen starr, Patient sieht ermattet aus. Häufig lächelt er ohne besonderen Grund, oder er fängt an zu weinen, indem er dabei einige unzusammenhängende Worte hervorbringt: «Gottes Söhnchen» «ich bin Gottes Sohn» «ich liebe alle Menschen» «ich bin zu den Letten angeschrieben» «man muss alle Menschen leben lassen». Schlaf und Appetit sind sehr gut. Sobald er seine Mahlzeit verzehrt hat, verlangt er wieder nach Essen; wenn er in der Nacht aufwacht, so ist er nicht eher zu beruhigen, als bis er etwas zu essen bekommen hat.

9. September. Patient fühlt sich Abends sehr schwach, verweigert die Nahrungsaufnahme, Temp. 36,5. Vom 11. September ab liegt Patient fast beständig mit geschlossenen Augen da; starker Speichelfluss, Pat. lässt sich nicht zum Essen erwecken. Auf den Nachtstuhl gesetzt, verrichtet Patient seine Nothdurft nicht, hält Koth und Urin zurück, verunreinigt zuletzt das Bett. Er wird deswegen an den folgen-

den Tagen wiederholt durch Anwendung des faradischen Pinsels erweckt; anfangs gelang dies jedes Mal schnell, später widersetzte er sich immer mehr, brüllte, verdrehte die Augen, zog die Augenlider mit den Händen auseinander, als ob er damit zeigen wollte, dass er sie nicht spontan öffnen könne.

18. September. Es gelingt Morgens ohne besondere Mühe den Patienten durch Nadelstiche zu erwecken. Er stand auf, zog sich an und ass ohne Widerrede. Seitdem hat Patient nicht mehr wie 2 mal schwache Versuche gemacht, in diesem quasi kataleptischen Zustande zu verharren.

Ende October fing Patient an schlecht zu schlafen. Nachts klopft er an der Wand und schwatzt dabei leise vor sich hin. Im Laufe des November trat einige Besserung ein. Patient kleidet sich ordentlich an und beträgt sich ganz gut. Anfang December fing er ein wenig zu arbeiten an. Es liess sich mehrmals beobachten, dass Patient anderen Kranken, welche sonderbare Gewohnheiten hatten, nachahmte.

15.—30. December. Patient ist recht versatil; ziemlich häufig fängt er auch zu weinen an, abends stört er durch sein Vorsichhinschwatzen die Kranken beim Einschlafen.

Im Januar 1891 fing Patient an ruhiger zu werden (Gebrauch von Sulfonal — bis 3,0 pro die). Er geht zur Arbeit, hilft oft den ganzen Tag beim Wäscherollen, abends liest er; häufig jedoch, besonders wenn er durch mehrtägige Arbeit müde geworden ist, wird er durch unsinniges Betragen störend. In solchen Fällen scheint es von Nutzen zu sein, wenn er einen Tag sich in der Isolirzelle ausschlafen kann.

Im Februar wurde Patient in eine offene Abtheilung übergeführt, bekam freien Ausgang innerhalb der Anstalt.

Er führt sich sehr gut auf, arbeitet fleissig, liest ziemlich viel. Bei jedem Gespräch mit dem Patienten ist jedoch ein bedeutender Grad von Schwachsinn ganz unverkennbar, auch fällt ein eigenthümliches geziertes Wesen auf. Den Kopf neigt Patient zierlich zur Seite, verdreht oft die Augen, spricht mit einer zarten Stimme leicht lächelnd oder mit dem Kopfe nickend. Er gebraucht viel Deminutiva, sein Gespräch ist nicht recht zusammenhängend, er wirft manche ganz unnütze Phrasen hinein (z. B. «Gottes Söhnchen»). Vielen Personen legt er anscheinend absichtlich falsche Namen bei, oder giebt dem Einen den Namen des Anderen; einem Wärter giebt er beständig den ausgedachten Namen «Tidder». Manchmal, wenn er etwas erregt ist, spielt und tollt er wie ein kleiner Knabe, wenn auch in ziemlich anständigen Grenzen.

3. März 1891 entfloh Patient aus dem Garten und kam zu Fuss nach Hause (c. 60 Kilomet.)

Ohne dass ein melancholisches Stadium vorausgegangen wäre, erkrankte dieser Patient ziemlich plötzlich mit maniacalischen Syptomen, ein richtiger Zustand von Manie entwickelte sich jedoch nicht; Patient zeigt nur zuweilen, gleichsam wenn er will, einige Erregung, für gewöhnlich ist er zerfahren, sieht müde aus, starrt in die Luft, 2 Wochen später fängt er bereits an, in Zustände zu verfallen, welche kataleptischen ähneln; nimmt die Nahrung nicht an, verrichtet nicht seine Nothdurft, lässt sich aber durch disciplinarische Massregeln von diesem Verhalten abbringen. Weiterhin beginnt ein exquisit «albernes» Benehmen, bis (nach c. 4 1/2 Monaten seit Beginn der Erkrankung) der Patient sich so weit bessert, dass sein Benehmen nach aussen keine Störung mehr verursacht, und nur das Formale des Redens und Benehmens die charakteristischen Merkmale des hebephrenischen Schwachsinns behält.

Ob der Zustand sich weiterhin noch geändert hat, liess sich nicht ermitteln.

II. (Nr. 245). M. 19 a. n. Die Mutter des Patienten soll «nervös» sein. Patient besuchte das Gymnasium bis Secunda inclusive, war wenig befähigt; in früheren Jahren lernte er mit grossem Fleiss, später immer schlechter. Von Charakter war er eigensinnig, reizbar, sehr still und verschlossen.

Vor 7 Jahren Gelenkrheumatismus, nach welchem ein geringes Herzgeräusch zurückblieb. Ein halbes Jahr vor der Aufnahme wurde eine psychische Veränderung bemerkt. Pat. wurde still, suchte die Einsamkeit, mied jedes Vergnügen; ein Paar Wochen lang ging dies so weit, dass er stundenlang in's Leere starrte und Speise und Trank vergass. Nach einigen Wochen änderte sich plötzlich das Bild. Er drängte fort, blieb auch tagelang aus; er suchte hochadlige ihm ganz fremde Familien auf, meinte, es müsse doch Jedermann an seiner (des Patienten) Bekanntschaft liegen. Bei einem Gutsbesitzer der Umgegend führte er sich dadurch ein, dass er um die Hand seiner Tochter warb, die er bisher nie gekannt hatte und die noch ein Kind war. — Er fing an viel in den deutschen Classikern zu lesen, sass ganze Tage über denselben, gab sich dann auch selbst für einen grossen Dichter aus; füllte ein ziemlich umfangreiches Notizbuch mit angeblichen Gedichten. (Conf. Proben).

S t a t u s bei der Aufnahme: Patient ist wohlgebaut, von ganz gutem Ernährungszustand. Der erste Eindruck ist «ein nichtssagender», er starrt vor sich hin, vermag dem

Arzt nicht gerade in's Gesicht zu sehen; später mischt er sich in das Gespräch seiner Mutter mit dem Arzte, muss mehrmals zurechtgewiesen werden, wobei er in alberner Weise laut auflacht.

Während des nun folgenden zweimonatlichen Anstaltsaufenthaltes ist Patient meist ganz ruhig, isst und schläft gut. Sobald er den Arzt zu sehen bekommt, legt er ihm mit lächelnder Miene aber in herausforderndem Tone sofort eine Menge unerfüllbarer Wünsche vor. «Ich möchte eine bessere Stube, viel schönere Möbel, dieses Bett ist viel zu schlecht für mich; kann ich Chocolade bekommen, geben sie mir etwas zum Rauchen». «Ich möchte besseres Essen, warum kann ich nicht besseres Essen bekommen; warum gehen sie so rasch wieder fort, sie müssen mich unterhalten, ich habe Langeweile». Oder er wünscht 20 Kuchen, 3 Flaschen Champagner veuve Cliquot. Seine Antecedentien erzählt Patient recht wahrheitsgetreu, belächelt selbst seine Erzählung betreffend seine Brautwerbung. Er berichtet, dass er noch vor wenigen Wochen masturbirt habe, macht sich auch Sorgen darüber. Zur Lectüre hat Patient nicht genügend Ausdauer, seine ganze Beschäftigung besteht im Bilderbesehen.

Patient entflieht Nachts durch's Fenster, läuft nur in Hemd und Strümpfen über den Schnee geradeaus in's Feld. Von einem Buschwächter in die Anstalt zurückgebracht, ist er einige Tage mürrischer Stimmung, drängt auch später immer mehr fort.

Die Verwandten machen darauf während eines Monats den Versuch, den Patienten zu Hause zu halten, doch schiesst er mit einer ihm zum Jagen gegebenen Flinte gegen ein Dach, zündet es beinahe an; nachher belächelt er seine That, verübt sonst allerlei närrische Streiche.

Den Grund zur Wiederaufnahme gab folgendes Ereigniss ab: Eines Tages bekamen die Angehörigen des Patienten Besuch, in albernster Weise warf sich Patient den ihm ganz fremden Damen an und musste oft zurechtgewiesen werden. Zuletzt drang er in einer Nacht nur mit dem Hemde bekleidet in das Schlafzimmer dieser Damen.

Sein Benehmen in der Klinik ist ebenso wie früher; er wiederholt ganz stereotyp seine vielen Wünsche, ruft z. B. schon von weitem: «eine Papiros». Einem fremdem Arzte, dem er gezeigt wurde, sagt er: «Sind sie wirklich Doctor, sind sie nicht auch Fürst oder Thronfolger?», überhäuft ihn ganz ungenirt mit einem Wust meist sinnloser Fragen, lacht selbst über dieselben.

In der klinischen Vorstellung ist Patient auffallender Weise sehr schweigsam, antwortet kaum. Gleich nach der Stunde ist er um so ausgelassener. Er motivirt sein Betragen dadurch, dass das Auditorium bei ihm den Eindruck eines bevorstehenden Examens hervorrief, und doch sei er ja kein Schüler mehr, sondern ein Dichter, und das habe ihn verstimmt. Später sagt er: «ich glaubte, wenn ich recht gehorsam sei, dass ich dann rascher fortkäme».

Patient überhäuft den Arzt stets mit sonderbaren Fragen, (vergl. Briefprobe). Er beneidet einmal einen Kataleptischen: «Warum kann ich nicht auch so einen starren Körper bekommen wie X? Wenn ich mich jetzt ganz still verhalte und gehorsam bin, dann würde ich gleich ihm besseres Essen bekommen! Warum kann ich das nicht? Warum nicht?» (Der Zustand des X ist nicht beneidenswerth, er hat's schlimm). «Wer weiss?! (lächelnd) er bekommt doch besseres Essen, er wird doch später gesund werden!»

Die Handschrift des Patienten in den einzelnen von ihm verfassten Schriftstücken ist ziemlich verschieden.

1 Monat nach der zweiten Aufnahme entlassen.

Briefprobe: «Liebe Mama! Ich habe dir jetzt lange nicht geschrieben, so will ich es denn jetzt thun. Der Kaiser lässt mich nicht nach Hause, obwohl ich es möchte. Bitte hole mich ab. Hier ist ein ganz gemeines Leben was Essen am Mittag anbetrifft. Bitte schicke mir, wenn du mich nicht abholst 2 Päckchen Alexander-Kuchen. Hier ist es wohl sehr langweilig. Bitte schreibe mir wie ich mich hier verhalten soll, frage es von Oscar. Ich möchte einmal etwas bestimmtes vor mir haben. Werden die Pläne die ich hier mach', wenn ich mich hier so und so betrage nicht in Erfüllung gehen? Ich möchte einmal ein beständiges Leben führen. Für diesen Brief bekomm ich vom Kaiser Kuchen. Ich hab hier gedichtet, man liess sich aber nicht viel davon merken.

Wann komm ich an den Hof
Ich leb hier wie im Stof
Seid Ihr vielleicht nicht dortselbst
Während ich nicht zu Haus
Bin. 'Raus, 'raus, 'raus
Möcht ich von hier je eher je besser.
Dies ist doch keine Klinik hier
Wiewohl man das mir
Hier unzählig mal gesagt
Und nicht zu bekennen gewagt
Das es was anderes sei.

Ich halt mich hier an eine Regel, ich seh nicht aus dem Fenster Weil Papa in X aus dem Fenster wiederholentlich sah that er dasselbe weil ich nicht aus dem Fenster. sehen soll. Wenn es nicht der Fall ist, so bitte sage es mir. Es ist recht schwer immer darauf Acht zu geben das man nicht aus dem Fenster sieht. Ueberhaupt ist es schwer wenn man sich bindet eine Heirath vielleicht ausgenommen . . . . . Alexander-Kuchen . . . . . etc. Wär ich nach Hause gekommen wenn ich mich auf den Fuhrmann drauf gesetzt hätte wieder, als wir herkamen. Wenn das der Fall ist so ist es wohl schlecht das ich jetzt solange hier deshalb sein mus weil ich es nicht that. Werde ich dann nach Hause kommen, wenn ich gehorchen werde. Ich verspreche es zu thun, wenn ich sonst anders nicht nach Hause komm. Ich rauche eben Papieros. Soll ich mich sehr zusammen nehmen im Schreiben des Briefes? Meine Erziehung ist hier eine sehr gemeine. Man merkt nichts davon eigentlich. Der Congresstisch ist da und die Bänke auch aber es finden sich nicht immer noch nicht die Herren dazu ein nebst dem dazugehörigen Congresskuchen und Wein. Das Wesen der hiesigen Menschen ist ziemlich abstossend. Der Professor lässt immer seinen Witz erschallen wo doch nichts fein geniessbares dahinter folgt . . . . Ich werde vielleicht mit allen zufrieden sein, wenn ich Alexanderkuchen so viel bekommen kann wie viel ich nur will. Papieros auch . . . . etc. . . . . Herr N. hustete eben dazu, wahrscheinlich weil's nicht gut war.

Es grüsst dich dein Sohn R.

Schwarz seh' ich eben vor mir
Es ist das Symbol der Trauer.
Das passt zu mir. Wie sollt ich
Auch roth sehn ist meine Liebe doch nicht hier».

Darunter die Zeichnung einer rauchenden Pfeife. Sonst ist der Brief sehr sauber und sorgfältig geschrieben.

Auch von diesem Patienten ist es nicht bekannt, welcher Zustand sich bei ihm zuletzt ausbildete. Der Zeitraum von c. 10 Monaten, welchen die Anamnese und Anstaltsbeobachtung umfasst, gehört noch mehr der acuten Periode an, und es ist möglich, dass sich der Patient späterhin noch gebessert hat, indem seine Erregung nachliess. Aber auch schon während dieses acuten Stadiums zeigt sich ganz deutlich der Schwachsinn. Das Wesen des Patienten ist kein rein maniacalisches, viel mehr, als die unbeständige, oft ganz nachlassende Erregung tritt psychische Schwäche hervor und documentirt sich in allen den albernen Handlungen, Aeusserungen und Wünschen des Patienten.

III. (Nr. 922) W. 27. a. n. Kaufmannstochter.

Ein Bruder der Mutter epileptisch. Bis zum 17-ten Lebensjahr war Patientin normal, nur sehr still und bescheiden.

Mit 17 Jahren hatte Patientin einen Freier, und als die Partie auseinanderging, erkrankte sie. Sie wurde ängstlich, betete fortwährend, sah rothe Teufel, worüber sie heftig erschrak, sah verschiedene Gesichter, ganz komische Sachen. (Der Vater badet sich in Spiritus etc.). Dieser Zustand dauerte nur einen Monat, seitdem ist sie aber verändert (dement.). Sie hält sich für zu gebildet, um bei ihren Eltern zu bleiben, war mehrmals von Hause weggegangen, «um sich selbstständig durch's Leben zu schlagen».

Die Veranlassung zur Aufnahme war der Umstand, dass in der letzten Zeit häufiger Streit vorgekommen war; sie wurde thätlich und musste gebunden werden. Der Schlaf war meist ruhig, doch kamen auch zuweilen schlaflose Nächte vor. Zuweilen Klagen über Kopfschmerz, weswegen sich auch Pat. das Haar kurz geschnitten hatte.

S t a t u s p r a e s e n s: Patientin beschäftigt sich eifrig und geschickt mit Stickereien. Sie hält sich abseits von den anderen Kranken. Häufig hört man sie laut auflachen. Längere Gespräche mit ihr zu führen ist nicht gut möglich, sie antwortet mit abgedroschenen Phrasen. Mit Büchern und Zeitungen mag sich Pat. nicht beschäftigen.

Die Zettel, die sie nach Hause schreibt sind meist ziemlich zusammenhangslose Aufzählungen von Bestellungen.

Zuweilen kommen schlaflose Nächte vor, dann lacht sie; auch tagsüber ist Pat. in solchen Zeiten unruhiger, reizbar, antwortet schnippisch.

Nach 7 Monaten unverändert entlassen. —

Probe eines Briefes, geschrieben an die Mutter 1 Monat nach der Aufnahme:

„Grand mérci für alle geschickten Sachen. Entschuldigen Sie gute Seele, Sie haben mir Silberpapier nicht geschickt und manche andere Sachen erwart ich auch noch, die ich angeschrieben hatte. Seien sie doch genauer es ist garnicht so schwer ..... Vielleicht kommen Sie selbst sehen wie es hier eingerichtet ist, dann holen Sie auch Kuchen u. Weintrauben mit. Sehen Sie was ich alles verlang; weil Sie mich eingesperrt haben. Wenn ich heute nicht alles bekomm so schick ich alle zum Teifel! Hoffentlich erhalte ich bald das gewünschte — grand merci. Ich sagte Ihnen ja schon, dass ich die ganze Anstalt vollgestänkert hab, hätten Sie doch gute Seele errathen dass ich Eau de Cologne nöthig habe. Sehen denn haben Ihre Kinder erst alles alles alles was Ihre Kinder nöthig haben. — Ich hoffe doch das meine Ansprüche nicht zu gross sind. Sie werden mich doch nicht ohne Erlaubniss Ihres werthen Herrn Gemahls so ohne weiteres hinbugsirt haben wo verschiedenes Pack zu haben ist. Nein wahrlich! dafür kann ich Ihnen nicht dankbar sein. Aber wenn sie mich gut versorgen dann lässt sich schon aushalten —“

IV. (Nr. 1307) M. 22 a. n. Patient gehört einer gebildeten Familie an. Ein Stiefbruder des Vaters des Pat. hebephrenisch; er ist ebenfalls in hiesiger Klinik behandelt worden, eine Tante epileptisch, 4 Brüder und 3 Schwestern des Patienten sind gesund.

Als Kind hat Pat. „Lungenentzündung" durchgemacht, sonst angeblich keine nennenswerthen Erkrankungen.

Als Patient 13 Jahre alt war, fing man an zu bemerken, dass er sich von seinen Altersgenossen unterschied. Er wurde viel geneckt, war darüber immer sehr böse, zeigte sich jähzornig. Mit den Fortschritten in der Schule ging es progressiv immer schlechter. Mit 18 Jahren war Patient bis Quarta gekommen; es wurde beschlossen, ihn „zu einem practischen Lebensberuf auszubilden." Er trat deshalb in ein Kaufmannsgeschäft als Lehrling ein, verblieb dort 1½ Jahre, wo er an einem „typhösen Fieber" erkrankte (20 a. n.). Ein Jahr später (21 a. n.), wurde ihm eine andere Stelle in einem Comptoir verschafft. Doch gab man schon nach 2 Monaten den Angehörigen den Rath, den Patienten zu Hause zu behalten, da er im Dienste ganz unbrauchbar war, die gröbsten Fehler machte. Wenn er z. B. beim Abschreiben eine Seite vollgeschrieben hatte, so kehrte er auch das mehr gedrängt geschriebene Original zugleich mit seinem Blatte um, und liess so grosse Stücke aus. Als dem Patienten von den Angehörigen gesagt wurde, er brauche nicht mehr in's Comptoir zu gehen, so blieb er zu Hause, ohne irgend welche Aufklärung zu verlangen. Ausser progressiv zunehmender geistiger Schwäche wurde damals beobachtet, dass Patient oft unmotivirt lachte. Etwa einmal monatlich war Patient jedesmal einige Tage schlechter, schlief in solchen Zeiten nicht. So ging es 4 Monate lang. Unterdessen wurde das Betragen des Patienten ein sehr „ungenirtes". Auf der

Durchreise in einer fremden Stadt wollte er vornehmen Personen Besuch abstatten, hatte sich sogar dazu angekleidet. Auf den Bahnhöfen schrie er die Kellner überlaut an. Er schwatzte etwas von einer angeblichen Verlobung mit einer Generalstochter. An ihn gerichtete Fragen schien Patient häufig nicht zu hören oder nicht zu bemerken.

Darauf wurde Patient behufs Kurversuch auf 2 Monate in einer Privatanstalt untergebracht, nach dem Austritt aus derselben wurde er bei einem Landwirth placirt in der Hoffnung, dass er vielleicht mit der Zeit an die Landwirthschaft sich gewöhnen würde. 3 Monate später wurde er in hiesige Klinik aufgenommen. Ueber das Wesen des Patienten in der letzten Zeit wird Folgendes berichtet.

Das Ankleiden dauert bei ihm oft einige Stunden, er muss zu jeder Thätigkeit „scharf angetrieben werden". Wenn er geht, um etwas zu holen, so scheint er es oft unterwegs ganz zu vergessen und „bleibt dahinstumpfend stehen". Patient lacht oft, auch wenn er ganz allein ist. Patient meint eine Erfindung gemacht zu haben (ein schachähnliches Spiel). Er verspricht sich daraus grosse Reichthümer, hält die schriftliche Beschreibung des Spieles sehr geheim. Trotz aller dieser Erscheinungen war Patient in ruhigen Zeiten niemals störend, die Umgebung konnte an ihm oft nichts Auffallendes bemerken, Einige hielten ihn für normal.

Nur wenn sich die Erregungsperioden einstellten, was ungefähr jeden Monat einmal zu geschehen pflegte, wurde er etwas störend. Die letzte Aufregung begann 2 Tage vor der Aufnahme und gab die Veranlassung zu derselben ab. Pat. war zu seinem Bruder zum Besuch gekommen. Er las in dessen Zimmer die ganze Nacht hindurch mit sehr lauter Stimme, sprach dabei einige Worte undeutlich, verdreht aus. Er rauchte eine Papiros nach der anderen, und als er keine mehr hatte, machte er noch alle Augenblicke das leere Etui auf, als ob es noch was enthielte. Er trug verschiedene Gegenstände im Zimmer hin und her. — In solchen Erregungszuständen ist bisweilen Nahrungsweigerung vorgekommen, Pat. hat auch etwas von Gift erwähnt. Einmal hat auch der Bruder bemerkt, wie Pat. im Liegen mit den Augen zuckte. Auf Befragen gab Pat. an, er sehe schöne Landschaften. Pat. hat gestanden, früher Onanie betrieben zu haben.

Status praesens. Pat. ist 22. a. n., von hohem Wuchs, schlank, Fettpolster sehr spärlich. Sehr lang sind die unteren Extremitäten, besonders die Oberschenkel. Der Kopf von mittlerer Grösse.[1]) Protuber. occip. ext. und die Spitze der Hinterhauptsschuppe ragen auffallend stark hervor. Ebenso sind die lineae temporales sehr stark markirt, bilden einen scharfen Knochenrand.

Die Aussprache des Pat. ist nicht ganz rein, er spricht wie nachlässig, zeigt Andeutung von Lispeln. Der Gesichtsausdruck deutet auf Demenz; Pat. reisst die Augen weit auf, zeigt einige motorische Unruhe, macht zappelnde, ungeschickte Bewegungen. Er überreicht dem ihm entgegenkommenden Arzt einige aus Büchern ausgerissene Titelblätter («das sexuelle Problem» und Aehnliches).

Pat. war in die Klinik gebracht worden unter dem Vorwande hier sei eine Badeanstalt. Er merkt jedoch bald einigermassen den richtigen Sachverhalt, protestirt gegen die «Einsperrung», argumentirt unablässig, er sei ja «normal» und er sei hier blos «in die Badestube gekommen». Wenn man ihn gegen seinen Willen zurückhalte, so setze man sich «Unannehmlichkeiten» aus, denn, «bei Gott», er

1) Körperlänge 183 cm., Brustumfang 77 cm., Kopfumfang 57 cm.

habe in Petersburg hohe Bekanntschaften. Pat. raisonnirt in dieser Weise fast ohne Unterbrechung. Ohne auf ein ordentliches Gespräch mit den Aerzten einzugehen, schreit er dieselben schon von Weitem an: «Was ist? wann werden Sie mich loslassen; lassen Sie mich doch los; hören Sie; ich muss fort, lassen Sie mich noch heute los; noch heute» etc. etc. Pat. wiederholt dann Aehnliches auf Russisch und dann noch einmal auf Deutsch. In stärkere Erregung geräth dabei Patient nicht. — Wenn man auf seine Forderungen mit Scherzen antwortet, so begreift er dies garnicht, verneint allen Ernstes die angeblichen Hindernisse für seine Abreise und fährt dann weiter in seiner Weise zu peroriren fort. — Er entstellt zuweilen die Wörter z. B. «Herr Dócteer, Herr Dócteer».

Die nächsten Tage isst und schläft Pat. gut. Er will keine Arznei einnehmen. Einmal liess er sich halb und halb überreden, kaum hatte er aber von der Arznei gekostet, so goss er sie plötlich aus, es sei Gift drin. Pat. ist sehr verwundert, dass man hier seine früheren Erlebnisse kennt, vermuthet deshalb den Arzt schon früher gesehen zu haben. —

Patient wird darauf auf eine völlig ruhige Abtheilung übergeführt, sein Benehmen ist während der nächsten 2 Monate folgendes:

Pat. kleidet sich, ohne dazu angehalten zu werden, jeden Tag anständig. Doch dauert morgens das Aufstehen und Ankleiden wenigsten eine Stunde. Er wäscht z. B. die Hände, geht dann herum oder fängt an zu lesen, dann wäscht er sich nach einer Weile das Gesicht u. s. w. mit verschiedenen Unterbrechungen. Zum Essen kommt Pat. sofort, wenn er gerufen wird, benimmt sich bei Tisch im Allgemeinen sauber und ordentlich, zuweilen kamen jedoch wie aus Zerstreutheit einige Unordnungen vor. Einigemal liess er sich auch unangebrachte Spielereien zu Schulden kommen. Er goss z. B. anscheinend absichtlich Wasser auf das Tischtuch, klopfte darauf mit der Serviette und deckte dann beim Fortgehen Alles zu. Ein paar Mal kam es auch vor, dass Pat. während des Essens in hochgradige Zerstreutheit verfiel; er spielte mit den Fingern, betrachtete die Fingernägel und erst, als schon alle Anderen fortgegangen waren und der Wärter den Tisch abzuräumen kam, bemerkte Pat., dass er noch nicht mit dem Essen fertig sei. — Pat. verbringt den Tag ohne Beschäftigung; er geht, besonders wenn die unruhigen Perioden eintreten, viel auf und ab, lacht und spricht für sich. Nicht selten greift Pat. zur Lectüre. Er liest laut, langsam, buchstabirt zuweilen manche Worte; er fängt oft dasselbe Stück wieder von Neuem an. Es scheint überhaupt, dass der Sinn des Gelesenen dem Pat. völlig gleichgültigt ist, die Procedur macht den Eindruck einer Leseübung. Zum Kartenspiel erweist sich Pat. völlig unfähig; er legt die Karten hin ganz unbekümmert, ob richtig oder falsch; auf die von den Anderen gemachten Einwendungen sagt Pat., sie verständen es ja auch nicht besser. — Pat. liebt es, sich zu unterhalten, da er aber nicht fähig ist ein geordnetes Gespräch zu führen, so weichen ihm alle Anderen aus bis auf einen Paralytiker, dem es auch nicht besonders um den Sinn und Zusammenhang des Gespräches zu thun ist. Sie erzählen sich gegenseitig Erlebnisse und Pläne, discutiren über verschiedene Gegenstände. — Im Allgemeinen belästigt Pat. Niemanden, ausgenommen die Aerzte, die er schimpft und um seine Entlassung angeht; dazwischen spricht er aber auch mit den Aerzten alles mögliche Andere und unterhält sich ganz freundlich, um dann ziemlich unvermittelt wiederum zu den groben Redensarten, mit denen er die Entlassung verlangt, überzugehen. Besonders erregt wird Pat. dabei nicht. Seine Personalien giebt Pat., nach Einzelnem gefragt, ganz richtig an, wenn er aber selbst etwas erzählen will, so geht Alles durcheinander, er vermag sich nicht an den Faden der Erzählung zu halten, erzählt allerlei Nebensächliches, bleibt oft stecken. Zahlenangaben macht Pat. ganz falsch, bald so, bald anders, wie es sich trifft. Wo die Angabe von einer kleinen Berechnung z. B. einer einfachen Addition abhängt, rechnet Pat. sofort falsch, ohne sich viel zu bedenken.

Auch seine unruhigen Perioden, welche während zweier Monate 3 Mal auftraten (am 20-ten, 31-ten und am 50-ten Tage nach jener ersten Erregungsperiode, während welcher er aufgenommen wurde) verbrachte Pat. auf derselben Abtheilung, ohne besonders zu stören. Er äusserte sexuelle Erregung; in der Nacht schlief er nicht, ging im Zimmer herum, sprach und lachte für sich, machte Zimmergymnastik, wusch sich immer wieder die Hände, belästigte aber Niemanden; auch am Tage zeigte Pat. einige motorische Unruhe, ging viel herum, sprach und lachte. Die Erregung liess nach 3—4 Tagen nach, Pat. erschien darauf jedesmal einige Tage etwas benommen, lag auch am Tage viel im Bett.

Einmal hat Patient einen Mitpatienten im Streit geschlagen und ein anderes Mal einen Wärter bedroht.

Ein Brief des Patienten, 5 Tage nach der Aufnahme: (Richtiges Datum) «Bester Bruder! Es ist wohl die Ursache dass du statt in die Badstube in die Nerven-Anstalt mich auf dieser Art zu bringen [*in*] [1]) deiner Zerstreutheit? [zu verdanken ?] [2]) Erst jetzt erhalte ich die Möglichkeit dir [*einiges*] daran erinnern, dass es höchste Zeit ist mich von hier herauszunehmen [; um] [*W*] wenn die Sachen aus N. gebracht

1) [*gestrichen.*]

2) [später hineingeschrieben].

worden sind (wie auch den Tisch)[3]) sofort nach N. N. zu reisen. Also rasch wie möglich mich von hier (2-ten Abtheilung) abzuholen, denn es kostet doch viel Geld da [ich mich] vühle mich recht wohl, in steter Liebe Dein Bruder X». Es mag noch bemerkt werden, dass Patient im Sprechen keine grammatikalischen Fehler machte. Die Fehler in Briefe sind mehr der Zerstreutheit des Patienten, als seinen mangelhaften Kenntnissen zuzuschreiben.

In einem anderen, an eine Tante adressirten Briefe findet sich folgender Passus: „Wenn es möglich ist sei so gut und hole mich ab heute oder morgen, da ich in N. N. sehr viel zu thun habe und es hier wie Zeitvertreib so auch mit nutzloser Ausgabe zu verwenden man gezwungen ist."

In diesem Falle ist kein acutes Stadium (Melancholie mit nachfolgender Manie) beobachtet worden. Schon mit 13 Jahren wurden Anzeichen geistiger Schwäche bemerkt, welche später allmählich zunahm. Mit 21 Jahren traten, nachdem 1 Jahr vorher eine schwere Infectionskrankheit das schwache Individuum noch mehr geschädigt, periodische Erregungszustände hervor, und erreichte die psychische Schwäche einen solchen Grad, dass es evident wurde, dass Patient fortan nicht mehr arbeitsfähig sein wird.

Die Auffassung eines solchen Falles als Hebephrenie könnte vielleicht beanstandet werden wegen seines nicht typischen Verlaufs. Dafür ist aber die Art der psychischen Schwäche und das Benehmen des Patienten sehr charakteristisch für hehephrenischen Schwachsinn. Solche Fälle können als Be-

---

3) (Vom Patienten eingeklammert.)

weis dafür angeführt werden, dass der betreffende psychische Zustand auch ohne voraufgehende Melancholie und Manie sich entwickeln kann. Die Albernheit hat hier zwar keinen kindisch-fröhlichen, spielenden Anstrich, wie in den Hecker'schen Fällen, Patient macht einen ernsteren Eindruck. Das ist jedoch nicht der Krankheit zuzuschreiben, sondern dem Charakter des Patienten, und vielleicht noch mehr dem Einfluss, unter welchem er früher stand. Er wurde ja stets von seinen Kameraden geneckt, stand also gleichsam auf dem Kriegsfusse; später lebte er in fremden Städten, stand im Dienst, verbrachte darauf einige Monate unter der Disciplin einer Anstalt. Sein Benehmen musste also dem ernsten Ton der Umgebung sich anpassen.

V. (Nr. 956) W. 24 a. n. Tochter eines Malermeisters. Die Mutter leidet an Migräne. Patientin ist das 8-te von 12 Kindern. In der Schule soll Pat. sich durch Zeichentalent hervorgethan haben. Mit 16 Jahren wurde Pat. bleichsüchtig, erkrankte darauf an Rheumatismus. Schon damals soll psychische Schwäche bemerkt worden sein, sie äusserte z. B., sie sei so klein wie eine Stecknadel.

Vor einem Jahre (23 a. n.) kehrte sie geisteskrank aus einem Schwefelbade heim, welches sie wegen ihres Rheumatismus seit einigen Sommern aufgesucht hatte. Sie wurde allmählich sehr unruhig, lief immer herum, man wolle sie umbringen, hatte ängstigende Erscheinungen. In circa 3 Monaten genas Pat. unter der Behandlung eines alten lettischen Bauern [1]), der sie ordentlich arbeiten liess. Sie

1) Dieser Mann ist weit und breit als eine Art Specialist für Geisteskrankheiten bekannt.

blieb über ein halbes Jahr gesund, erkrankte dann aber wieder allmählich im Sommer 1889, war aber nicht ängstlich, sondern kam sich jetzt unerhört hübsch vor, tausendmal schöner, als die Schwestern. Sie sprach mit den Geistern ihrer verstorbenen Brüder. Späterhin sprach sie aber garnicht mehr, stand nur so herum, stützte den Kopf an die Wand, erschien launisch und eigensinnig, zerriss ihre Kleider, war unrein; Schlaf nnd Appetit gut, die Regeln haben ausgesetzt. Am 3-ten October 1889 in die Klinik aufgenommen.

Status praesens. Hoher Wuchs, kräftiger Bau, guter Ernährungszustand. Patientin ist in steter Bewegung, geht bald hierhin bald dorthin, zupft an ihren Kleidern, zieht ihr Taschentuch heraus und wirft es zu Boden, fasst alle Gegenstände an, wirft den anderen Kranken ihre Handarbeiten durcheinander. Der Gesichtsausdruck ist ein blödsinnig lächelnder, ohne besonderen Affect, wie auch alle ihre Handlungen ziellos zu sein scheinen; die Augen schweifen unstät herum; angeredet lächelt sie den Fragenden an, berührt ihn, legt ihm den Kopf auf die Schulter. Sie antwortet mit Flüsterstimme, durch Lächeln unterbrochen. Die Antworten sind kurz, eingehendere Fragen werden nur mit Lächeln beantwortet. Sie ist einigermassen orientirt. Pat. zerzupft ihre Kleider, ist völlig unreinlich.

Im Laufe von 2 Monaten wird sie ruhig und reinlich, ist aber noch zu gar keiner Beschäftigung fähig. Statt eines Briefes schmiert sie ein unregelmässiges Gemisch von Strichen, Buchstaben und Worten zusammen.

Im Januar 1890 ist sie noch immer ziemlich verstört, antwortet leise und wenig, meist erfolgt auf alle Fragen nur ein freundlich verlegenes Lächeln. Nimmt sie etwas zur Hand, so macht sie nur Unsinn. Sie kramt gern herum.

Im Januar und Februar 1890 tritt wiederholt Schwellung des linken Fussgelenks ein (Rheumatismus).

Im Februar beginnt psychische Besserung bemerkbar zu werden. Patientin beginnt sich zu beschäftigen, unterhält sich mit den Mitpatientinnen, tritt den Aerzten gegenüber etwas sicherer auf. Beim Versuch zu schreiben kommt nur ein Gekritzel zu Stande; beim Lesen ist sie sehr flüchtig, setzt oft andere Buchstaben dazu oder ganz andere Wörter hinein. Körperlich nimmt Pat. stark zu, sieht sehr gesund aus.

Im März ist sie noch immer scheu, wenig mittheilsam. Das Geschriebene besteht theils in wirrem Gekritzel, theils in unzusammenhängenden Phrasen und Citaten. — Gegen Ende des Monats wird Pat. auch gegenüber dem Arzte mittheilsamer, spricht sich offen aus.

Im April beträgt sich Pat. im Allgemeinen völlig normal, kann auch zur Stadt ausgehen. Das Fortdrängen, das im vorigen Monat mitunter hervortrat, ist weggeblieben. Doch lacht sie mitunter in der Unterhaltung unmotivirt auf, ist auch zum Briefschreiben nicht zu bewegen. Sprache stark lispelnd.

In diesem Zustande scheinbarer Heilung wird Pat. am 3. April 1890 entlassen.

Diesen Fall habe ich angeführt, weil er mir mit dem Fall VII bei Hecker, sowie mit den übrigen publicirten Fällen von «geheilter» Hebephrenie (z. B. bei Sterz) ganz analog zu sein scheint. Bei einem evidenter Weise nicht ganz normalen, praedisponirten Individuum tritt zum 2-ten Mal eine psychische Störung auf, die nicht besser als mit den Worten «systemloser Symptomencomplex» charakterisirt werden kann. Es treten weder rein melancholische noch maniacalische Zustände ein. Die anscheinende Verwirrtheit und Benommenheit ist auch nicht vollständig, Pat. ist offenbar noch ganz gut orientirt und findet sich in ihrer Umgebung zurecht. Für eine Psychose mit tiefer Benommenheit liegt auch kein aetiologisches Moment, etwa eine schwere Erschöpfung, vor. Die Psychose ist während ihres Bestehens nicht scharf ausgeprägt, die vorhandenen Symptome sind vager Natur. Desgleichen ist nach erfolgter «Heilung» der psychische Zustand ebenso vager Natur; die Pat. benimmt sich anscheinend völlig geordnet, fällt bei oberflächlicher Betrachtung durch Nichts auf, und doch finden sich Symptome genug, welche auf ihre Abnormität hindeuten. — Diese scheinbare psychische Gesundheit ist auch hier wie in den meisten ähnlichen Fällen nicht von Dauer gewesen, denn Pat. soll später wiederum erkrankt sein.

III.

Wenden wir uns jetzt zu einer anderen Gruppe von Fällen. Es wird auf den ersten Blick unverkennbar sein, dass solche Fälle Hecker's Beschreibung der Hebephrenie nicht zu Grunde lagen. Abgesehen von einem meist viel kürzeren, einfacheren Verlauf, liegt hier durchweg im Endstadium ein sehr tiefer Grad des Blödsinns vor, während von Hecker gerade das Verbleiben auf einer geringeren Stufe der Demenz als ckarakteristisch für die Hebephrenie bezeichnet wird. Der Zustand des hochgradigen Blödsinns bedingt auch ein ganz anderes Verhalten und Benehmen unserer Patienten in ihrem chronischen Stadium; auf den ersten Blick wäre man deshalb kaum geneigt, eine Verwandtschaft ihres Zustandes mit dem von Hecker entworfenen Bilde zu erkennen. Jenes sind Patienten, die allerlei Streiche begehen, die viel sprechen und auch sehr oft viel schreiben; unsere Patienten verbringen dagegen ihre Zeit meist ganz unthätig, bewegen sich kaum von der Stelle. Trotzdem, glaube ich, wird man nicht irregehen, wenn man behauptet, dass die beiden Zustände sich nur graduell von einander unterscheiden. Wenn es auch nicht allzu häufig vorkommen mag, dass Patienten, die den von Hecker geschilderten Zustand darbieten, durch weiteres Fortschreiten oder eine Recrudescenz der Krankheit auf die tiefe Stufe des Blödsinns herabsinken, wenn vielmehr schon am Anfange der Erkrankung die eine Form von der anderen sich unterscheidet, und es gleichsam schon vorgezeichnet ist, ob der betreffende Fall den einen oder den anderen Weg gehen wird, so kann man doch die Verwandtschaft der beiden Processe nicht in Abrede stellen. Es verläuft nur das eine Mal der Uebergang in Demenz langsamer und geht nicht so weit; es entwickeln sich während des Uebergangsstadiums verschiedene psychische Reizsymptome, die sich dem Bilde einer acuten Psychose mehr oder weniger nähern, bevor der betreffende Process einen Stillstand erreicht und ein bestimmter chronischer Zustand sich ausbildet. Das andere Mal verläuft dieser Process schneller und einfacher, die ihn begleitenden psychischen Reizsymptome sind mehr allgemeiner Natur, die betreffenden Individuen fühlen sich krank, matt, klagen über Kopfschmerzen, und nur in Fällen, welche schon gewissermassen einen Uebergang zur ersten Gruppe darstellen, finden sich deutliche psychische Depression, Wahnideen u. s. w. Die durch den Process gesetzte Zerstörung ist hier eine grössere, der resultirende psychische Schwächezustand ist ein viel schwererer; doch sind ihm dieselben inneren Charakteristica eigen, es sind hier dieselben psychischen Functionen vornehmlich ergriffen wie dort, nur in viel höherem Grade.

VI. (Nr. 1052). W. 20 a. n. ehstnisches Bauernmädchen.

Die Eltern und zwei Schwestern sind gesund. Ein jüngerer Bruder soll im Schlaf schreien und aufspringen. Ein Bruder der Mutter ist im Alter von 25 Jahren einige Monate lang in aufgeregter Weise geisteskrank gewesen.

Patientin soll in jeder Beziehung gut veranlagt gewesen sein, nur war sie von heftigem Temperament. Sie diente ein paar Jahre als Stubenmädchen in der Stadt. Vor 2 Jahren erschrak Patientin darüber, dass sie beim Grasraufen auf fremdem Gebiete vom Feldwächter ertappt und gepfändet wurde. Sie war von dieser Zeit an sehr schüchtern, wollte das Haus nicht verlassen, hielt sich den Kopf, jammerte über Kopfschmerzen. Nach 3 Monaten liess das Unwohlsein nach, Patientin schien sich zu bessern, erwies sich aber nun wegen Demenz zu keiner Arbeit fähig. Sie spielte wie ein kleines Kind, wurde zuweilen recht störend, indem sie z. B. Feuer auf dem Hofe anmachte. Sie wollte immer in die nahe Stadt weglaufen, liess sich von der Mutter nicht lenken, schlug um sich, wenn von ihr Gehorsam verlangt wurde.

Zur Zeit der Menses soll sie bisweilen aufgeregter gewesen sein. Sie wurde zur Klinik gebracht, nachdem sie wieder einmal ihre Mutter stark geschlagen hatte.

S t a t u s p r a e s e n s: Robustes, gut ernährtes Mädchen, deren somatische Untersuchung nichts Abnormes erkennen lässt. Im psychischen Verhalten fällt auf, dass Patientin, sich selbst überlassen, entweder völlig apathisch vor sich hinschauend dasitzt, nur bisweilen ohne Grund lachend, oder zweck- und ziellos auf der Abtheilung umherschleicht. Sie setzt sich gerne auf den Fussboden, spielt mit irgend welchen Kleinigkeiten, die sie in die Haud bekommt. Bei Manipulationen, die man mit ihr vornimmt, ist sie bis zu einem gewissen Grade widerstrebend, stösst einige unarticulirte Laute oder unzusammenhängende Worte aus. Angeredet lächelt sie, eine ordentliche Antwort ist von ihr nicht zu bekommen. Jegliche Beschäftigung unmöglich. Nach einmonatlichem Anstaltsaufenthalt unverändert entlassen.

VII. (Nr 1038). M. 19 a. n. Sohn eines Knechts, Ehste.

Angeblich aus gesunder Familie. Bis vor 2 Jahren war Patient gesund und angeblich geistig völlig normal. Seit mehr als 2 Jahren ging mit ihm eine Aenderung vor sich, Patient wurde «allmählich dumm». Im Anfange dieser Periode erschien er den Eltern etwas kränklich, unwohl. Hallucinationen und stärkere Aufregungen wurden nicht beobachtet; nur einmal sagte er zum Vater: «sieh, sieh, der Teufel», indem er neben den Vater hinwies. Auch ist er einmal im Beginn der Erkrankung und ein zweites Mal später in den Wald entlaufen und ist dort tagelang umhergeirrt. Patient isst schlecht, schläft viel, lässt sich nicht zum Arbeiten bewegen, beträgt sich wie ein kleines Kind, begeht unnütze und verkehrte Handlungen.

Status praesens: Patient ist ziemlich hoch gewachsen, recht mager und blass.

Patient erscheint auch nicht der einfachsten Beschäftigung fähig, sitzt meist auf dem Fussboden. Wenn man Fragen an ihn richtet, so ist die Antwort höchstens ein blödes Lächeln, oder Patient murmelt etwas wie verlegen vor sich hin. Worte kann man aber meist darin nicht erkennen. Patient ist öfters unreinlich. Im Garten sammelt er zuweilen kleine Steinchen, spielt mit denselben. — Patient hatte hohle Zähne, die Backe schwoll ihm an und er ass infolgedessen sehr schlecht. Wiederholte Versuche, eine Zahnextraction vorzunehmen, missglückten. Patient gerieth in ganz elementare Angst, wurde roth im Gesicht, wehrte sich auf's Acusserste, sobald man sich ihm mit Instrumenten zu nähern suchte.

Nach fünfwöchentlichem Anstaltsaufenthalt unverändert entlassen.

Die beiden Fälle (VI u. VII) sind einander recht ähnlich. Bei einem weiblichen Individuum von c. 18 und bei einem männlichen von c. 17 Jahren, trat nach einem ziemlich geringfügigen körperlichen Unwohlsein mit vagen Beschwerden ein Zustand tiefen Blödsinns ein. Sie wurden zu jeder Arbeit unfähig, während sie früher ihren Angehörigen ganz normal erschienen waren. Diese Angaben sind bei wiederholtem sorgfältigem Ausfragen der Angehörigen jedes Mal bestätigt worden und es ist völlig sicher, dass die Patienten keine weiteren auffälligen Symptome bei ihrer Erkrankung gezeigt haben. Bei dem Patienten VII war die Erkrankung mehr schleichend eingetreten. Die Eltern konnten weder den Zeitpunkt genau angeben, wann die Krankheit begonnen, noch auch wann sich der in der Klinik beobachtete Zustand ausgebildet hatte. Auf alle Fragen wurde stets geantwortet, der Patient sei «allmählich dumm geworden.» In dem Fall VI war dagegen die Erkrankung im Anschluss an ein bestimmtes Ereigniss (psychischen Shock) ausgebrochen; die Initialsymptome, welche hauptsächlich in Kopfschmerz und Andeutungen von psychischer Depression (scheues Wesen) bestanden, hörten an einem bestimmten Zeitpunkt auf, Patientin «wurde gesund» und war seitdem in unverkennbarer Weise dement.

Trotz der hochgradigen Demenz behielt diese Patientin einige Regsamkeit, sie bekam, wenigstens so lange sie sich in den häuslichen Verhältnissen befand, öfters Lust zu allerhand störenden Spielereien, sie gerieth in intensiven Zornaffect, wenn die Mutter sie daran hindern wollte. Im Fall VII war der betreffende Patient bei noch tieferer Demenz etwas mehr apathisch, die Schwere seiner Demenz drückt sich auch darin aus, dass er sich öfters verunreinigte.

VIII. (Nr. 300.) W. 20. a. n. Russin. Patientin stammt aus einer notorisch degenerirten Familie. Der Vater starb am Schlage. Patientin war etwas empfindlich, lernte aber gut, absolvirte eine höhere Anstalt, beschäftigte sich dann eine kurze Zeit mit Stundengeben, zeigte Interesse für die eigene weitere Ausbildung, lebte regelmässig, war arbeitsam. Vor c. 1. Jahre, im Anschluss an getäuschte Heirathspläne, wurde Patientin sehr reizbar und heftig, klagte über verfehlten Lebenszweck, falsche Erziehung, suchte die Einsamkeit, ging unthätig im Feld und Garten umher, gab die Stunden und jegliche Arbeit auf. Besonders zur Zeit der Menses liess sie sexuelle Erregung erkennen. Nach einiger Zeit fing Patientin an sich viel mit Religion und geistlichen Büchern zu beschäftigen, betete viel. Einmal blieb sie nach einer Abendandacht vor dem Heiligenbilde bis in die halbe Nacht liegen, sprang dann plötzlich laut aufschreiend auf, behauptete, der Geist ihres Vaters sei ihr erschienen und habe sie sehr gepeinigt. Dann stand sie bis zum Mittag des folgenden Tages am Fenster in's Leere stierend, mit dem Gesicht zur Kirche gekehrt, wurde mit Gewalt zu Bett gebracht; suchte noch an den folgenden Tagen dieselbe Stellung einzunehmen. Die Nahrungsaufnahme wurde unregelmässig; tagelange Abstinenz, dann wieder packte sie das Essen mit den Händen und verschlang es. Häufig wurde sie während des Essens wie abwesend, stierte mit offenem Munde in's Leere, sodass ihr die Speisen aus dem Munde fielen. Vollständige Vernachlässigung des Aeusseren. Antworten waren noch immer, wenn auch langsam und nach mehrfacher Wiederholung der Frage, zu erhalten. Ein fraglicher Selbstmordversuch. In der letzten Zeit schien sich der Zustand etwas zu bessern.

Status praesens: Die Augenbrauen stossen an der Nasenwurzel zusammen. Körperliches Wohlbefinden. Die Stimmung erscheint apathisch, zuweilen lacht Patientin ohne jegliche Ursache. Patientin reagirt fast garnicht auf äussere Einwirkungen, scheint nur über Bruchstücke früherer Erfahrungen zu verfügen. Der Gesichtsausdruck hat etwas Leeres und Blödes; zum Sprechen ist sie kaum zu bewegen, die Haltung ist schlaff. Patientin ist unrein, bringt häufig Kleider und Haar in Unordnung. Nahrungsaufnahme gut. Lectüre und Beschäftigung weist sie zurück.

20 Tage später: Seit einiger Zeit zeigt Patientin, namentlich Abends fröhliche Verstimmung, lacht sehr viel, tanzt im Zimmer umher, ist leicht geschlechtlich erregt. Nachts deponirt sie die Faeces in die Stube.

Die drei folgenden Monate zeigt Patientin wiederum den mehr apathischen Charakter, wie bei der Aufnahme; sie bleibt gern im Bett liegen, lässt einige Male den Urin unter sich.

Im nächsten Monat: Patientin steht mit Vorliebe am Ofen, den Finger saugend, mit verwühltem Haar. Dann und wann lacht sie meckernd ohne Grund auf, trampelt in schnurgerader Richtung durch das Zimmer, bis sie ein Hinderniss findet, dann bleibt sie vor demselben stehen; Nahrungsaufnahme und Reinlichkeit gut. Vom vielen Stehen haben sich zuletzt Oedeme an den Beinen entwickelt.

In den folgenden Monaten ähnliches Verhalten. Entweder steht sie da, trampelt in der beschriebenen Weise durch's Zimmer, oder sie liegt im Bett den Finger saugend, lacht dann und wann meckernd auf; manchmal antwortet sie ein wenig ausgiebiger, nicht blos mit «ja» oder «nein». Nach einem Anstaltsaufenthalt von 8 ½ Monaten wird Patientin im Wesentlichen unverändert abgeholt, im vorletzten Monat hat sie nur vorübergehend vernünftiger und etwas ausgiebiger auf Fragen geantwortet.

Dieser Fall betrifft eine den gebildeten Ständen angehörende Patientin. Durch die Angaben der Anamnese ist wohl mit der überhaupt in solchen Fällen erreichbaren Sicherheit ausgeschlossen, dass vor der Erkrankung irgend ein schwererer nach Aussen bemerkbarer Defect in der psychischen Sphäre bestanden hat. Die Erkrankung fing auch hier, ebenso wie im Fall VI, im Anschluss an eine vermeintliche psychische Ursache an. Das Initialstadium dauerte jedoch in diesem Fall länger, fast ein ganzes Jahr. Uebereinstimmend damit klagte die Patientin auch nicht bloss über körperliches Unwohlsein. Sie äusserte vage psychische Verstimmung, ihr Benehmen war dabei unsinnig und unbegründet, sie zeigte geringe Andeutungen katatonischer Symptome.

Der Eintritt des chronischen Stadiums fällt auch hier den Angehörigen ebenso wie im Fall VI als eine vermeintliche Besserung auf. Der Zustand, wie er in der Anstalt beobachtet wurde, ist ein tiefer Blödsinn; die Patientin zeigt ebenso wie die Patientin

Nr. VI von Zeit zu Zeit einige Schwankungen in ihrem Zustande. Sie war einmal einige Tage etwas erregt, ein anderes Mal war sie wiederum vorübergehend etwas geordneter.

IX. (Nr. 943) M. 19 a. n.

Unehelich geboren, Vater Potator. Seit 4 Jahren war Patient Buchdruckerlehrling; er wurde schlecht behandelt, bekam auch Schläge auf den Kopf. Vor 14 Monaten betrank sich Patient bei einem Volksfeste, betrug sich gegen den Meister unhöflich, war in Gefahr die Stelle zu verlieren. Einen Monat später wurde er allmählich aufgeregt, lachte und weinte unmotivirt, war ängstlich, begann viel zu lesen. Er machte sonderbare Aeusserungen: alle Leute ahmen ihm nach, lachen, wenn er lache, laufen, wenn er laufe. Er fühle Hämmern und Drehen im Hinterkopf, Alles, was er gelesen und gesehen, gehe ihm durch den Kopf. Trotzdem arbeitete er in der Buchdruckerei immer weiter bis vor 3¾ Monaten. Da wurde er immer aufgeregter, schlief unruhig, drängte fort, verkannte seine Mutter, hielt sich selbst für seinen Meister und warf sich als solchem die schlechte Behandlung des Lehrlings X. (Pat. selbst) vor; er wurde auf einen Monat im Hospital internirt.

Dort beruhigte er sich, benimmt sich aber seitdem ganz läppisch, greift sich beständig an Kopf und Nase, ist zu keiner Beschäftigung fähig; sonst ist er ganz lenksam, nur selten kam es zur Gereiztheit.

Status praesens: Kräftig gebauter, gut ernährter Knabe. Kopf klein. Patient erweist sich als völlig schwachsinnig. Mit blödem immerwährendem Lächeln geht er umher, hantiert zwecklos, zupft sich an der Nase und am Hinterkopf, reagirt auf die meisten Fragen mit Grinsen und mit einer stereotypen nichtssagenden Phrase. Krank sei er jetzt nicht, das sei er aber früher wohl gewesen. Ueber seine Umgebung ist er einigermassen orientirt, antwortet ziemlich verwirrt, kann keine weiteren Auskünfte geben. Patient wird allmählich dazu gebracht sich in einfachster Weise zu beschäftigen (Holzsägen). Er verhält sich andauernd ruhig. Stimmungswechsel wird nicht beobachtet, Patient erscheint gleichmässig heiter. Schlaf und Appetit gut. Nach einem Monat wird Patient in völlig unverändertem Zustande entlassen. — Seitdem befindet er sich im Armenhause. Sein Zustand ist unverändert geblieben, er ist zu keiner Beschäftigung fähig, verunreinigt sich nicht selten.

Im Anschluss an eine doppelte Schädlichkeit (Alcoholrausch und starke psychische Emotion) entwickelten sich bei dem Patienten allmählich vage depressive Symptome, die mit allerlei zusammenhangslosen wahnhaften Elementen untermischt waren. Dieser Zustand dauert 10 Monate, ist jedoch nicht so schwer, als dass Patient nicht noch einigermassen seine Arbeit fortsetzen könnte. Gegen Ende dieser Periode giebt sich eine grössere Erregung kund, bricht aber im Kurzem ab («Besserung»). Patient ist aber seitdem dement, arbeitsunfähig. Das Initialstadium dauert hier ziemlich lange — fast ein ganzes Jahr, hat verhältnissmässig ziemlich mannigfaltige psychische Symptome. Die Demenz im chronischen Stadium ist in diesem Falle etwas leichter. Patient ist noch zum Holzsägen und ähnlichen groben Verrichtungen fähig, ist ausserdem in diesem Zustande recht ruhig, neigt nicht zu solchen impulsiven Handlungen, die der Umgebung unangenehm sind.

X. (Nr. 224) 25 a. n. Bauerntochter, Ehstin.

Grossmutter mütterlicherseits geisteskrank. Bis vor 1 Jahr erschien die Patientin ihrer Umgebung als völlig normal. Sie menstruirte regelmässig seit ihrem 17. Lebensjahre. Vor einem Jahre erkrankte sie plötzlich angeblich aus Eifersucht auf ihren Bräutigam. Sie klagte über Ohrensausen, Benommenheit, floh die Menschen und lag dann über einen Monat in einem Zustande von Regungslosigkeit, ohne zu sprechen und fast ohne zu essen. Sie wurde stark zur Ader gelassen. Als die „Regungslosigkeit“ nachliess, arbeitete sie zwar einigermassen und beging nichts Auffallendes, doch war sie scheu, versteckte sich, lachte ohne Grund, sprach Unsinn. Dann wurde sie auch zuweilen unvermuthet thätlich. Das erste Mal geschah es, als man ihr eine Arznei aufzwingen wollte, später warf sie z. B. bei der Feldarbeit, ganz ohne jede Veranlassung, einem Arbeiter einen grossen Stein an den Kopf.

Anstaltsbeobachtung: Ausser einem stark vorspringenden Unterkiefer ist Patientin wohlgebildet und körperlich gesund. Auf dem Gesichte spielt meist ein kindisch läppisches Lachen; wenn dasselbe fehlt, so ist der Gesichtsausdruck kein durchaus blödsinniger. Patientin schläft ruhig, hält sich reinlich, lässt sich aber zu keiner Arbeit bewegen. Sie liegt am Tage gerne in zusammengekauerter Haltung mit bedecktem Kopf zu Bett. Wenn man sich mit ihr beschäftigt, so spricht sie in läppischer Weise lachend durch die Zähne unverständliche Worte, oder wiederholt mit geringen Modificationen sinnlose Phrasen, z. B. „werde ich wieder getauft werden?“ Sie scheint jedoch einigen Begriff davon zu haben, dass sie zu Hause für „dumm“ gehalten wurde und dass man sie hier zum Arzt gebracht hat. Sobald sie aus ihrem Zimmer gelassen wird, geht sie überall herum, bindet in läppischer Weise mit allen Patientinnen an. Bisweilen singt oder lacht sie überlaut. — Nach einem Monat ungebessert entlassen. — Probe des Geschwätzes: (Uebersetzung.) „Was soll ich wieder aufstehen, was habe ich da zu thun?“ (Wie geht es?) „Es geht gut. Ich weiss nicht, ob ich schon getauft bin. — Was für Kleider ziehst du mir an — recht hübsche. Sie (die Wärterin) kommt wieder zum Bett. Was fängst du wieder an. Wollen wir uns ankleiden und in den Himmel gehen. Hier gingen einige Männer und fragten ob sie verrückt sei. Ich wollte sagen, dass ich nicht dumm bin. Du schreibst einen falschen Brief, so wie Genoveva geschrieben hat.“ (Bezieht sich darauf, dass Patientin sieht, wie der Arzt ihre Angaben notirt). „Adieu sagst du Niemandem. — Ihr sprecht alle nicht: du betrügst uns. — Halt die Zunge in der Gurgel.“

Hier haben wir eine Erkrankung in einem etwas späteren Lebensalter (im 24-ten Lebensjahr). Sie trat ebenso wie im Fall VI und VIII, wie es der Umgebung schien, in Folge einer psychischen Ursache ein. Die Symptome des Initialstadiums bestanden in Klagen über Unwohlsein und in psychischer Verstimmung, auch katatonische Symptome traten eine Zeit lang etwas stärker angedeutet hervor — dann kam auch hier die «Besserung», als der Ausdruck für den Eintritt in das chronische Stadium. Die Demenz ist hier geringgradiger als in den drei ersten Fällen. Patientin erscheint versatiler, spricht mehr und geordneter, so dass sie wenigstens ordentliche Worte hervorbringt. Man kann aber dafür sehr schön die Ungereimtheit beobachten, welche im Betreff des Inhalts des Gesprochenen herrscht.

Patientin kann die an sie gerichteten Fragen wohl beantworten, thut es auch zum Theil, mischt aber allerlei Ungehöriges in ihre Antworten hinein; zum Theil sind es Anklänge an das im Augenblick in die Augen Fallende, zum Theil beliebte Worte und Phrasen, z. B. «Himmel» «Taufen», die sie ganz unnütz hineinbringt.

XI. (Nr. 456) W. 24 a. n. ledig, Bauerntochter, Ehstin.

Ein Bruder ist von Jugend auf schwachsinnig, die übrigen 4 Geschwister und die Eltern sind gesund. Patientin war geistig mässig begabt, aber von guter Gemüthsart, vernünftig und arbeitsam. Die jetzige Erkrankung begann allmählich vor 3 Monaten. Anfangs 3 Wochen lang Unwohlsein, abwechselnd Hitze- und Kältegefühl, Cardialgien, Ziehen in den Gliedern, besonders in den Fingern, welche krallenartig sich zusammenzogen. Der Schlaf war gut, der Appetit dagegen sehr schlecht. Darauf fing es an besser zu werden, die Patientin begann aber vor sich hin zu sprechen, sie gebrauchte „unmotivirte Redensarten," lachte ohne Grund. Sie verhielt sich für gewöhnlich sehr still und ruhig, von Zeit zu Zeit zeigte sie aber eine gewisse Munterkeit, ging umher, lachte für sich.

A n s t a l t s b e o b a c h t u n g: Patientin ist körperlich gesund, wohlgebaut, der Kopf von gewöhnlicher Grösse, die Stirn ist niedrig, wenig gewölbt. Patientin liegt in den ersten Wochen meist zu Bett oder steht an die Wand gelehnt verlegen lächelnd da, wäscht und kämmt sich nicht, isst nur, wenn Niemand zugegen ist, spricht spontan kein Wort, angeredet wendet sie sich ab, lächelt dabei blöde.

Später bewegt sie sich freier, näht auch etwas, zeigt aber stets ein „verlegenes Wesen." Sie wendet sich stets vom Fragesteller ab. Beim Essen betroffen, dreht sie sich mit dem Geschirr in der Hand zur Wand und steht regungslos da, bis man fortgeht. Vorgesprochene Worte spricht sie nach, giebt auch einzelne kurze Antworten, lacht in kurzen abgebrochenen Tönen. Traurige Verstimmung nie beobachtet. Nach 4 Monaten ohne Aenderung des Zustandes entlassen.

Diese Patientin erkrankte in demselben Lebensalter wie die vorhergehende. Der Fall ist eigentlich nicht ganz beweisend, weil der vorausgesetzte Zustand des hebephrenischen Blödsinns kaum 7 Monate lang beobachtet worden und es nicht bekannt ist, was aus dem Fall später wurde. Doch möchte ich nicht gern auf die Veröffentlichung dieses Falles verzichten, da er mir andrerseits sehr instructiv zu sein scheint. Nach einer 3 Wochen lang dauernden acuten Erkrankung, deren Symptome in Verstimmung, allgemeinem Unwohlsein, Schmerzen, Krämpfen in einzelnen Körpertheilen bestanden, entwickelte sich bald nach Verschwinden der Symptome des Krankheitsprocesses der endgültige chronische Zustand und wurde die vorhin anscheinend ganz normale, arbeitsfähige Patientin — dement, unbrauchbar. Es scheint mir ziemlich sicher ausgeschlossen zu sein, dass hier etwas Anderes als ein bereits ausgebildeter terminaler Blödsinn bestand (differenzialdiagnostisch könnte hier nur ein «katatonischer» oder ein hysterischer Zustand in Betracht kommen); man sieht z. B., dass der Anschein von Mutacismus einfach durch die psychische Schwäche bedingt wird; wenn man die Patientin ein Wort nachsprechen lässt, oder auf eine einfache Frage eine Antwort stricte verlangt, so vermag sie schon zu sprechen. Für gewöhnlich spricht sie aber nicht, weil sie keinen Stoff und keine genügende Initiative zum Sprechen besitzt.

XII. (Nr. 483) 19 a. n. Ehstin, uneheliche Tochter einer geistig abnormen Viehhüterin.

Patientin soll ursprünglich geistig gut beanlagt gewesen sein, besuchte mit Erfolg die Schule, war später Feldarbeiterin. Vor c. einem halben Jahre zeigte sich allmählich eine Veränderung in ihrem sonst normalen Verhalten. Sie will nicht mehr mitarbeiten, schmückt sich, sie sei sehr hübsch, sie wolle sich einen Bräutigam suchen. Sie verhält sich ruhig, isst und schläft gut, ist reinlich. Sie lacht viel, spricht nur dann, wenn sie gefragt wird.

A n s t a l t s b e o b a c h t u n g: Körperlich ist Patientin gesund, klein und kräftig; Stirn niedrig, Schädel sonst wohlgeformt und von normaler Grösse. Patientin hält meist den Kopf gesenkt, hat stets ein Lächeln auf den Lippen, kichert alle Augenblicke ohne sichtbaren Grund. Sobald sie den Arzt erblickt, dreht sie mit lachendem Gesicht den Kopf zur Seite. Sie thut willig Alles, was ihr aufgegeben wird, mit lachendem Gesicht, zeigt grosse Neugierde, ist überall im Wege: soll sie helfen, so ist sie so vielgeschäftig, dass sie eher stört. Dazwischen hält sie in der Arbeit inne und wendet sich laut lachend zur Seite. In den Nächten öfters unruhig; sie geht laut lachend umher, versucht die Fenster zu öffnen, klettert an denselben hinauf; dabei soll sie stets lachen. Befragt, ob sie einen Bräutigam habe, bejaht sie es grinsend. Wo er sei? weiss sie nicht. Nach zweimonatlichem Anstaltsaufenthalt unverändert entlassen.

Dieser Fall unterscheidet sich dadurch von den anderen, dass hier ein Initialstadium mit depressiven Symptomen auch nicht in leiser Andeutung vorhanden war, oder nicht bemerkt wurde. Letzteres ist hier aus dem Grunde sehr wohl möglich, weil die Patientin keine nahen Verwandten hatte, welche auf ihre psychischen Zustände hätten genauer Acht geben können. Als man sah, dass sie wegen Demenz nicht mehr zur Arbeit taugte, wusste man, dass sie geisteskrank geworden war.

Die Demenz war in diesem Falle leichter, als in den meisten vorhergehenden, deshalb fanden sich hier auch Anklänge an ein gewissermassen maniacalisches, «albernes» Verhalten.

XIII. (Nr. 115) W. 17 a. n. Bauerntochter, Ehstin.

Eltern und Geschwister gesund, keine Geisteskranken in der Verwandtschaft. Mit 3 Jahren überstand Patientin eine fieberhafte Krankheit, mit 8 Jahren litt sie lange Zeit an Koliken. Sonst war Patientin gesund, gut begabt, lernte fleissig, machte bessere Fortschritte, als die übrigen Geschwister.

Vor 3 Jahren (14 a. n.) bekam Patientin Schmerzen im rechten Oberschenkel, später in den Armen und Schultern. Es waren Schmerzanfälle von c. halbstündiger Dauer. [Nach etwa einem halben Jahre vergingen diese Anfälle, es machte sich aber von da ab eine «stetige Abnahme des Verstandes» bemerkbar, so dass Patientin aus der Schule genommen werden musste. Patientin sprach wenig, lachte häufig unmotivirt, trieb das Vieh statt auf die Weide ganz ziellos davon.

Seit 2 Jahren ist Patientin unrein spricht höchstens, wenn sie in gereizte Stimmung geräth, einige zornige Worte. Sachen, die ihr zum Tragen gegeben werden, zerbricht sie und spielt mit ihnen. Die Regeln bekam Patientin vor 3 Jahren, dieselben waren später unregelmässig.

Anstaltsbeobachtung: Der Oberkiefer steht auffallend weit vor dem Unterkiefer, sonst ist Patientin wohlgebaut und körperlich gesund. Patientin ist sehr unreinlich, zuweilen holt sie sich scybala mit dem Finger aus dem Mastdarm und spielt mit denselben. Patientin kauert den Tag über in einer Ecke, nimmt an den Vorgängen in der Umgebung keinen Antheil, lacht viel und unmotivirt, macht hin und wieder, besonders wenn sie angeredet wird, «zwangsartige Bewegungen», fährt sich mit den Händen in's Gesicht. Nach 3-monatlichem Anstaltsaufenthalt ungebessert entlassen.

XIV. (Nr. 544) W. 13. a. n. Bauernwirthstochter, Ehstin.

Familie angeblich gesund. Patientin ist die Jüngste von 7 Geschwistern. Die übrigen sind sämmtlich völlig gesund, nur haben 2 von ihnen in der Kindheit vorübergehend an «Schlaflosigkeit» gelitten; sie sprangen in der Nacht plötzlich auf, hatten jedoch keine Krämpfe. Patientin selbst war früher stets völlig gesund, hat auch keine Kinderkrankheiten durchgemacht. Sie soll ganz gut veranlagt gewesen sein, hatte gut lesen und schreiben gelernt. Ein Jahr vor der Aufnahme erkrankte Patientin mit Kopfschmerzen und Schlaflosigkeit, welche letztere 2 Monate andauerte. Patientin war Nachts ängstlich, äusserte, die Furcht liesse sie nicht schlafen. Sie musste aus der Schule genommen werden, weil es mit dem Lernen nicht mehr ging. Die Angehörigen merkten, dass Patientin «immer dummer» wurde. Die ersten Menses sollen vor 3—4 Monaten eingetreten sein, also c. ein halbes Jahr nach Beginn der Erkrankung.

Status praesens: Körperliches Wohlbefinden. Patientin sitzt meist in gebeugter Haltung da, verdeckt das Gesicht mit der Hand, oder macht mit der Hand wischende Bewegungen an der Nase. Hebt man ihr die Hand vom Gesicht, so lächelt sie blöde oder macht abwehrende Bewegungen. Redet man sie an, so giebt sie keine Antworten; nur hin und wieder hörte man sie unverständliche Worte murmeln. Patientin hat die Neigung sich zu entkleiden. Beim Essen benimmt sie sich manierlich, auch gelingt noch etwas Stricken. Während des zweimonatlichen Anstaltsaufenthaltes Zustand unverändert.

Fall VII und VIII betreffen sehr jugendliche Individuen. Die Krankheit fing hier mit 14. resp. 12 Jahren an. Doch darf man wohl sogar letzteren Fall ungezwungen mit dem Pubertätsalter in Beziehung setzen, da hier auch die Menses sehr früh eintraten. Man darf vielleicht auch annehmen, dass die geistige Entwickelung beider Patientinnen relativ früh eingetreten sei. Von der ersteren heisst es ja, sie sei besser begabt gewesen, als ihre Geschwister, die gesund blieben, was sehr gut darauf bezogen werden könnte, dass sie sich relativ früher psychisch entwickelte, als jene.

XV. (Nr. 873) M. 31 a. n. Jude.

Anamnese. Die Eltern sollen an Nervosität leiden. Patient ist von Kind auf schwächlich gewesen; er hat zwar die Schule besucht, hat aber darnach keine Beschäftigung angefangen, da er nie zu etwas Lust hatte; er gedachte infolgedessen die Schriften zu studiren, um Rabbiner zu werden, interessirte sich jedoch auch dafür nicht. In letzterer Zeit sprach er viel von Heirathen, wünschte viel Geld zu haben.

Vor 8 Monaten fuhr er in eine entfernte Stadt, wo er von jungen Leuten gehänselt wurde, die vorgaben ihn verheirathen zu wollen; er wurde dann plötzlich aufgeregt, vagirte zwecklos umher, schlief und ass fast garnicht, beging Verkehrtes, trank z. B. das Wasser seines Fussbades.

Später wurde Patient ruhiger, genoss jedoch 5 Wochen lang fast gar nichts, sprach nicht, bewegte die Hände rythmisch hin und her, kam sehr herunter. Später wurde er noch ruhiger und entwickelte einen bis zur Gefrässigkeit gesteigerten Appetit, schlief gut, verfiel nun in Folge des Todes seiner Mutter auf kurze Zeit in seinen alten Aufregungszustand.

Beobachtung in der Klinik: Patient ist klein, gracil gebaut, von mittlerem Ernährungszustand; der Kopf klein. Sehschärfe ziemlich stark herabgesetzt wegen Trübungen der Cornea, welche von Phlyctänen herrühren; Phlyctäneneruptionen traten auch in der Klinik von Zeit zu Zeit auf.

Patient ist ruhig, nur mitunter gesticulirt er etwas mit den Händen, lächelt vor sich hin. Er hält sich schlaff, achtet auf seine Kleidung gar nicht.

Auf alle Fragen reagirt er mit einem Grinsen, ausdrucklosem Aufschauen und einem stereotypen: „waas?“ Patient ist einigermassen orientirt, erweist sich jedoch einem näheren Examen unzugänglich. Er sei hergekommen, um zu heirathen. Ein Geschäft brauche er nicht, sein Vater werde ihm Geld geben. Krank fühle er sich nicht bis auf die Augen, derentwegen er zum Arzt gekommen sei.

Während der ersten 6 Monate seines Aufenthaltes in der Klinik gelangte Patient allmählich auf eine noch tiefere Stufe der Demenz. Die folgenden 14 Monate bleibt der Zustand ganz stabil. Patient steht fast fortwährend in einer

Ecke, wenn er gestört wird, schlägt er häufig auf den Betreffenden mit aller Kraft los. Häufig geschieht es auch, dass er ganz ohne Grund auf irgend Jemand plötzlich losschlägt; einen Augenblick später steht er wieder ganz ausdruckslos dreinschauend da. Auf diese Weise ist er trotz seiner sehr geringen Körperkraft und anscheinenden Harmlosigkeit ein ziemlich unangenehmer Patient. Hat man in seiner Nähe zu schaffen, so muss man auf der Hut sein, um nicht ganz ahnungslos einen wohlgezielten Schlag auf Hals oder Gesicht zu bekommen.

Wenn man den Patienten anredet oder ihn ausfragt, so bekommt man niemals eine Antwort: er reagirt nur mit Grinsen und Schwatzen von unzusammenhängenden Worten und Silben z. B. „o, o, o, o, di, di, di, di, di," dabei dreht und wendet er sich und macht verschiedene Bewegungen, als ob er sich in grosser Verlegenheit fühlen würde.

Patient schläft nicht regelmässig und nicht fest, wenn er auch Niemand in der Nacht stört. Auch isst er häufig schlecht; zuweilen hat er kaum seine Mahlzeit angefangen, so hört er schon auf zu essen und ist garnicht mehr dazu zu bewegen, macht seine läppischen Geberden.

In unregelmässigen Zeiträumen, etwa monatlich einmal, kam es vor, dass Patient ein Paar Tage lang eine gewisse Erregung zeigte. In dieser Zeit war der Zustand im Allgemeinen derselbe wie sonst, nur geschah es alle Augenblicke, dass Patient entweder aggressiv wurde oder plötzlich anfing zu trampeln, auf den Tisch zu schlagen, zu springen oder eine kleine Strecke zu laufen, oder sich auf dem Boden zu wälzen, unter den Tisch zu kriechen, zu schreien oder zu singen. Dieser Impuls dauerte nur einen Augenblick, dann sass oder stand Patient wieder ganz ruhig da. In der ersten Zeit liess er auf diese Weise auch plötzlich allerlei kindische Wünsche laut werden, er wolle eine Frau haben, Bonbons etc. Gelegentlich masturbirte er in solchen Zeiten oder machte Coitusversuche an apathischen Mitpatienten. Später waren diese Erregungsperioden viel gelinder; es blieb dabei, dass Patient dann ruhig in der Ecke stehend von Zeit zu Zeit abgerissene Phrasen von jüdischen gottesdienstlichen Liedern laut sang.

Dieser Fall weicht von den vorhergehenden in einiger Beziehung stark ab; es ist ein Individuum, das nicht früher als in seinem 30-ten Lebensjahre von der Krankheit befallen wird. Man wäre hiermit wenig geneigt dieselbe mit der Hebephrenie, der Pubertätspsychose, in Beziehung zu setzen, betrachtet man aber den Fall näher, so findet man hierfür genug Anhaltspuncte. Es ist ein Individuum, welches in seiner Entwickelung zurückgeblieben war. Die körperliche Entwickelung war in hohem Grade mangelhaft; Patient war von sehr kleinem Wuchs, hatte einen kleinen Kopf. Hätte er keinen Bart gehabt, so hätte man ihn für einen circa zwölfjährigen Knaben halten können. Auch in Hinsicht der geistigen Entwickelung war er stark zurückgeblieben; es heisst von ihm, dass er sich für keinen selbständigen Lebensberuf interessirte; er lebte bei seinen Eltern, ohne selbst für seinen Lebensunterhalt sorgen zu wollen. Trotzdem hatte er bis zum Anfang seiner Erkrankung nicht für geisteskrank gegolten; er hatte nicht zu irgend welchen Störungen Anlass gegeben. Die Eltern liessen ihn sogar in eine entfernte grosse Stadt allein reisen, wo Patient sich verheirathen wollte. Es war nämlich bei dem bis dahin für seine Carrière völlig gleichgültigen Individuum auf einmal der Wunsch, „viel Geld zu besitzen", „zu heirathen", hervorgetreten. Man wird vielleicht berechtigt sein, hierin das Zerrbild der psychischen Umwandlung zu erblicken, welche normaliter bei Individuen von circa 17—20 Jahren eintritt. Hier trat nun jene Umwandlung stark verspätet ein und bildete zugleich den Uebergang zu einer psychischen Störung, welche in ihren Symptomen der charakteristischen Psychose des Pubertätsalters sehr genau entsprach.

XVI (Nr. 155). M., geboren 1858, Sohn eines Grossgrundbesitzers, aus stark psychopathisch belasteter Familie. Ein 2 Jahre jüngerer Bruder erkrankte ebenfalls in seinem 20. Jahre sehr ähnlich (Fall XVII). Patient ist der Aelteste von 7 Geschwistern. Er war wenig begabt, etwas scheu, erschien den Kameraden sonderbar und war der Onanie verdächtig. Doch besuchte er das Gymnasium bis Tertia, zeichnete auch und musicirte, besass angeblich einige Phantasie. Wird von den Eltern als überaus arbeitsam, gehorsam und ordnungsliebend geschildert.

1875 (im 17. Lebensjahr) war er ziemlich schwer an Rachenbräune krank; im August 1876 erkrankte Patient an Typhus.

Im Sommer 1877 hatte er sich von den Folgen des Typhus bereits völlig erholt, mit dem Lernen ging es aber schlecht (auch im vorigen Jahre war er schon nicht mehr in eine höhere Classe versetzt worden, erschien stiller wie gewöhnlich, wollte aus der Schule fort).

14. November 1877 wurde den Eltern telegraphirt, dass ihr Sohn krank sei. Patient schien über die Ankunft der

Eltern erfreut; nach der ersten Begrüssung wollte er aber dieselben an sein Bett nicht heranlassen, er behauptete zu stinken, nahm Abschied von den Eltern, da es mit ihm aus sei, bat den Vater um Verzeihung, dass er ihn belogen habe, als dieser ihn wegen der Onanie warnte. Patient war untröstlich, behauptete, ihm könne nicht mehr geholfen werden, er habe als unreiner Mensch bei der Corfirmation sich dem Tische des Herrn genähert, er habe eine Sünde wider den heiligen Geist begangen, ihm könne nie vergeben werden.

Patient selbst gab den Anfang seiner Krankheit folgendermassen an. Er sei durch das Gefühl der Vereinsamung und durch die Verzweiflung wegen seiner geringen Lernfähigkeit «wüthend geworden», er habe sich deswegen 1 Flasche Cognac gekauft und davon ein Viertel ausgetrunken, am nächsten Tage wiederum ein Viertel; dann habe er, empört über seine eigene Verworfenheit, die Flasche zum Fenster hinausgeworfen.

Patient wurde von den Eltern auf's Land mitgenommen und es schien bereits im Anfang December mit seinem Befinden bedeutend besser zu sein. Die Scheu vor fremden Menschen nahm ab, die Eltern nahmen ihn auf Besuche in der Nachbarschaft mit. Der Schlaf war ruhig, der Appetit «ausgezeichnet». Patient «bemühte sich Manches vorzunehmen», bespritzte jeden Morgen die Zimmerblumen, drechselte, zeichnete etc. Aber jeder Arbeit widmete er sich nur kurze Zeit, dann war er ihrer überdrüssig. Bis zum Februar, ja Anfang März (1878) ging es in der Art fort. Von da an wurde es wiederum schlechter. Der Schlaf wurde unregelmässig, der Stuhl träge. Eine Zeit lang klagte Patient auch über Kopfschmerzen, er äusserte wiederholt, das Leben sei ihm so lieb, und es sei so traurig, dass seine

Jugend mit Krankheit, und zwar mit unheilbarer Krankheit, wie er befürchte, hingehen müsse.

Am 17. und 21. April 1878 fühlte Patient angeblich das Bedürfniss zum Prediger zu fahren, «um sich geistlichen Trost zu holen wegen seiner Zweifel, ob er je für würdig befunden werde, sich wieder dem Tische des Herrn zu nahen». Diese Bitte wurde dem Patienten gewährt. Am 21. blieb Patient mit seinen Eltern längere Zeit beim Prediger zum Besuch, er schien auch anfänglich beruhigt, wurde aber am Abend und am nächsten Tage sehr unruhig und am 23. wollte er durchaus «fort in die weite Welt».

28. April 1878 wurde Patient zum 1-ten Mal in eine Irrenanstalt aufgenommen. Patient widersetzt sich passiv der Aufnahme, spricht in stereotyper Weise „was soll ich da machen? ich komme da nicht mehr heraus.“ Er zeigt grosses Misstrauen gegen seine gesammte Umgebung; seit dem Tage vorher seien Alle verändert, auch mit ihm gehe eine Veränderung vor, seine Gliedmassen lockern sich, er fürchte zusammenzubrechen. Demgemäss sind die Bewegungen ängstlich und beschränkt. Patient ist schlank und gross, mit beginnendem Bartwuchse, Ernährung mässig, Gesichtsfarbe schmutzig, Hände mit klebrigem Schweiss, kühl. Gesichtsausdruck ängstlich, Haltung schlaff, vornüber; Sprache langsam, monoton. Nach der Aufnahme sitzt oder steht der Patient anfänglich auf einem Fleck, isst und trinkt Nichts, hält faeces und Urin zurück, will nicht ins Bad; fügt sich jedoch energischer Zurede, isst 2 Tage lang ganz gut und scheint weniger renitent. Er schläft einigermassen, will aber keine Beschäftigung vornehmen, bleibt im Bett in sitzender Stellung.

Nach den ersten zwei Tagen will er wieder nicht mehr ordentlich essen, möchte nur Wasser und Süssigkeiten.

Patient hält den Urin zurück, geht unruhig hin und her. Der Urin wird schliesslich doch entleert, als zur Katheterisation geschritten werden soll; die Androhung der Katheterisation bringt ihn ganz in Aufregung, er schreit und läuft an alle Fenster.

5. Mai. Patient wird, als ihm das Kopfhaar kurz geschnitten wird, sehr unruhig, schreit, läuft herum, sieht sich im Spiegel: „jetzt ist Alles aus.“

6. Mai. Ruhiger geworden, *lacht viel*, zeichnet einige sehr rudimentäre Sachen. *Bei der Unterhaltung* nach allen Seiten hin *psychischer Schwächezustand* zu constatiren.

7.—19. Mai. Patient drängt fort, hat immer Fluchtgedanken, erscheint ängstlich, verworren. Es riecht hier schrecklich, er wandelt zwischen Gräbern, das Essen ist schreckliches Gift. Patient erscheint etwas activer, die Haltung ist weniger schlaff, auch die Gesichtsfarbe frischer. Er starrt die Personen der Umgebung eine nach der anderen an, was den Eindruck erweckt, als ob Patient hallucinire. — Keine Beschäftigung möglich, auch die Nahrungsaufnahme muss oft erzwungen werden, dem Auskleiden zum Bade wird heftigster activer Widerstand entgegengesetzt. Opposition gegen Alles.

21. Mai. Patient wird im Bett belassen; er klagt über «Fieber», das aber in der That nicht vorhanden ist. Patient steht zuweilen auf, kniet auf die Diele, den Kopf zur Erde gesenkt. Nimmt nur widerwillig und gezwungen Nahrung auf, und zwar nur flüssige. Urin wird gelassen, die gegen die Stuhlverhaltung applicirten Irrigationen werden im Darm behalten.

22. Mai. Völlige Abstinenz.

23. Mai. Patient liegt mit geschlossenen Augen, geröthetem Gesicht, bewegt ſich nur, um das Nachtgeschirr zum Uriniren zu nehmen. Aus dem Bett genommen und angekleidet, nimmt Patient schiefe Stellungen ein, als ob er, losgelassen, fallen würde. Wirklich losgelassen, hält er sich jedoch aufrecht.

24. u. 25. Mai. Die wiederholt versuchte Sondenfütterung misslingt, da Patient sehr starke Würgreflexe und Husten bekommt, ganz cyanotisch wird, auch sonst sich auf's Aeusserste widersetzt. Ernährende Klysmata. Auch der Speichel wird im Munde zurückgehalten und stinkt entsetzlich, als er endlich auf Aufforderung entleert wird. Puls 48—68 pro Minute.

26. Mai. Patient murmelt im Bett liegend einzelne Worte, «kann nicht» und Aehnliches, isst dazwischen auf viel Zureden ein wenig, besonders Süssigkeiten, Wasser weist er zurück. Patient setzt allen Manipulationen Widerstand entgegen, nur die ernährenden Klysmata lässt er sich ruhig gefallen.

27. Mai. Angekleidet starrt er ängstlich nach allen Seiten, stürzt plötzlich durch eine Thür fort, läuft ganz blindlings in den Garten, muss gewaltsam zurückgeführt werden.

1. Juni. Sondenfütterung trotz starken Widerstandes gelungen.

2. Juni. Katheterisation. Sondenfütterung misslingt (krampfhafter Husten, Cyanose).

3.—6. Juni. Patient murmelt bei geschlossenem Munde, hat Neigung alle erreichbaren Gegenstände fest in die Hand zu nehmen und stundenlang krampfhaft festzuhalten (z. B. eine Flasche Sodawasser, Bonbons, ein Glas Wasser etc.). Abends will sich Patient nicht entkleiden, sondern spazieren gehen. Katheterisation öfters erforderlich. Beim Besuch der Eltern reagirt Patient wenig. Er wird versuchsweise nach Hause genommen.

Darauf besserte sich Patient allmählich, beschäftigte sich zu Hause mit Reiten, Jagen, es soll sich auch wieder «Liebhaberei für Musik und Malerei» eingestellt haben, das Gedächtniss war jedoch mangelhaft, im Geschäft war er nicht zu gebrauchen. — Eine Nachricht aus dem September 1881 lautet: «Im Augenblick ist er 23 J. a., seit einem halben Jahr geht es besser. Patient kann aber die einfachsten Rechenexempel nicht lösen, während er früher im Rechnen sehr gewandt war. Auch ist er sonst recht still, lässt sich aber durch Gesellschaft bedeutend erheitern».

Im Juli 1882 trat zum dritten Mal deutliche Verschlimmerung ein. Patient zeigte mehr scheues Benehmen, sonderte sich von der Gesellschaft mehr ab. Anfang October [1]) nahm die Depression zu, Patient bekam Todesfurcht, zeigte starke Unruhe, der Schlaf wurde mangelhaft, er hallucinirte angeblich, sah den Tod in leibhaftiger Gestalt auf sich hinzutreten, betete viel, lag auf den Knieen. Speiseaufnahme sehr mässig, Körperpflege (früher vom Patienten selbst besorgt) in der letzten Zeit vernachlässigt. Verunreinigungen nicht

---

1) «Mein lieber Vater . . . ich habe schon längere Zeit gar keine Ruhe sondern muss stets an den Tod denken heute bin ich nun ganz gebrochen so dass ich den Sarg schon vor der Pforte sehen kann wie er hereinschpaziert und mich verschlingen möchte so dass ich Pferde auf Morgen bestellt habe die mich zu Euch bringen sollen damit ich Euch noch einmal sehen kann denn ich muss glaube ich sterben . . . etc. . . . damals schon war ich angst vor dem Tode als ich dasselbe Mädchen gesehen hatte und jetzt giebt sie sich ganz mir in die Hände dass heisst ich glaubte sie gerade zu erhalten als ich plötzlich den Sarg sah . . . etc. — . . . ich . . bleibe bei Euch wo ich warten will bis ich sterbe damit ich Euch sehen kann und ich ging zu Herrn X und bestellte bei ihm Pferde zu 6 Uhr morgens . . . . .» (Aus einem Briefe des Pat. vom 5. Oct. 1882.)

vorgekommen. — Nach Demjenigen zu urtheilen, was die Angehörigen behalten haben, scheint Pat. bereits vielfach in hohem Grade sinn- und zusammenhangslose Aeusserungen gemacht zu haben: Das Abendmahl und der Umgang mit Weibern sei ein und dasselbe, denn es sauge die Kraft aus dem Muttermunde. Er sei durch Christus krank geworden. — Der Vater habe die Seele seines Sohnes verkauft, um selbst länger zu leben. — Er und die Dame seines Herzens müssten zusammenkommen — das sei die einzige Errettung vom Tode. — Es sei am Ende seine Bestimmung sich zu erschiessen (dabei durchaus keine wirkliche Neigung zum Selbstmorde). — Er äusserte öfters, er sei verliebt.

Im October 1882 zum 2. Mal in eine Anstalt gebracht [1]), hatte sich Patient bis Weihnachten bedeutend gebessert; er wurde regsamer, die Aengstlichkeit verging.

---

1) Aus den Briefen des Pat. an die Eltern vom October und November 1882: „. . . . Doch lebet wohl bitte, bitte, bitte, bitte tausend Mal lasst mich nicht hier umkommen sondern bringt mich zu Euch zurück denn Gott der Herr will es so haben und man darf keine Kranken fremden ausliefern sondern soll sie selber behandeln und sie mit sorgfalt pflegen denn Got hat es so befohlen: Du sollst in kein Gasthaus gehen und in kein Krankenhaus deine Kranken stellen sondern pflege sie selber so gut du kanst . . . .“ „Der Arzt hat mir heute erlaubt meine Kleider wieder anziehen zu dürfen da ich nicht mehr mich dem Essen in der Anstalt wiedersetzte. Auch bin ich aus dem Gefängnisse der Anstalt entlassen worden, in welches ich . . . . eingesperrt worden war; da ich mich nicht ruhig betrug und auch die Kost die mir vor mein Bett gestellt wurde nicht geniessen wollte, sondern mich auf das energischste dagegen wiedersetzte. In demselben habe ich bis vorgestern ausgehalten und bin stets mit der Sonde gefüttert worden, da ich nicht essen wollte sondern durchaus verlangte in die Stadt zu meinen Verwandten zurückgelassen zu werden, da . . . . etc. . . . . etc. . . . . Bitte bitte . . . . kommt . . . . oder lasst mich in die Stadt bringen es ist wirklich gräulich der Tod. Und er verfolgt mich stets auf schrit und tritt . . . .“

In diesen Briefen drückt Pat. vielfach allerlei vage und sinnlose sexuelle Ideen aus, vorwiegend depressiven Charakters, mit religiöser und hypochondrischer Färbung.

Im Juli [1]) 1883, angeblich als er die Todesanzeige seines Bruders las, wurde Patient wiederum deprimirt und ängstlich, besserte sich darauf allmählich. November 1883 besuchte ihn die Mutter in der Anstalt, machte mit ihm Handarbeiten, las, dictirte; Patient zeigte sich damals verhältnissmässig regsam. Nach der Abreise der Mutter weinte Patient, schrieb auch noch einen Brief (seitdem keine mehr). — In den nächsten Monaten wurde Patient apathischer. Im Februar 1884 war sein Zustand bereits ähnlich wie gegenwärtig, Patient war nur noch um ein Geringes regsamer.

1885 kommen häufiger Verunreinigungen vor, besonders zu manchen Zeiten. Patient beschäftigt sich garnicht, hat auch das Bilderbesehen aufgegeben, nur für das Rauchen zeigt er noch einiges Interesse. Er geht im Saal und Corridor auf und ab, häufig unmotivirt lachend und «verschiedene Bewegungen mit den verschiedensten Körpertheilen ausführend». Patient bevorzugt die russische Sprache, die ihm wenig geläufig ist.

1886. Es ist sehr selten möglich eine passende Antwort vom Patienten zu erlangen. Zeitweilig tritt eine leichte Erregung hervor; Patient ist dann abweisend, kommt nicht aus seinem Zimmer heraus, widerstrebt, wenn er auf den

---

1) „Lieber Vater Bitte schreibe mir wie es dir in der letzten Zeit gegangen ist ich habe in der Zeitung gelesen dass R. gestorben ist und möchte gerne wissen was mit ihm geschehen und wo er beerdigt werden wird .... (Pat. möchte zur Beerdigung) ... Was machst du denn selber alter guter Vater und wo sind die übrigen Geschwister; jetzt müssen ja Johanni-ferien sein ..... Ich würde auch gerne wissen wo ich bleiben soll und was ich in der nächsten Zeit anfangen soll den so forwärts zu leben habe ich keine Lust etwas muss immer angefangen werden damit ich nicht ganz müssig bin und dan möchte ich auch leben so lange ich lebe .... ich möchte auch gehen und stehen können wo es mir beliebt und nach freiem willen schalten und walten dürfen dass geht noch garnicht. Ich werde noch gar zu sehr als Stuhl hier behandelt ....“ (1. Juli 83).

Abtritt geführt werden soll. Gewöhnlich abstinirt Patient bei solcher Gelegenheit einige Tage. Unreinlichkeit wiederholt vorgekommen, namentlich im October. Körperliches Befinden gut.

Im November bekam Patient einen längeren Besuch seiner Mutter. Sie versuchte mit grossem Aufwand von Mühe und Geduld den Patienten zu einer regelmässigen Thätigkeit anzuhalten. Doch gelang ihr dieses auf keinerlei Weise, selbst nicht mit der Gabelschnurarbeit. Wenn man dem Patienten die Gabel in die Hand drückte, machte er ein Paar Schlingen und liess sie dann liegen.

1887. Patient abstinirte «theilweise» einige Tage im Januar, April und Juni. Einigemal leichter Darmkatarrh (übrigens auch in den vorhergehenden Jahren beobachtet), sonst körperliches Befinden gut. Patient ist für ein Gespräch unzugänglich, er spricht höchstens einige ganz verwirrte, abgebrochene, zusammenhangslose Phrasen unter blödem Lächeln. In der Erregung über mit ihm vorgenommene Manipulationen bisweilen längere Reden, aber total verwirrt. Oft lässt es sich nur mit Mühe erreichen, dass Patient seine Excremente auf dem Abtritt deponirt. Wiederholt impulsiv gewaltthäig, schlägt einmal einen Mitpatienten mit dem Fuss, ergreift vor demselben die Flucht, fällt dabei mit dem Gesicht gegen eine Thürkante.

1888. Status idem. Im Sommer zeigt sich Patient längere Zeit mehr widerstrebend, wird häufig gegen den Wärter, welcher den Patienten füttert und zur Reinlichkeit anhält, gewaltthätig, bleibt regelmässig im Abtritt, wenn er dort hingebracht wurde, muss gewaltsam wieder herausgeführt werden; schreit, schlägt und speit dabei. — Im Herbst wird Patient wiederum apathischer, lässt sich leichter dirigiren.

1889. Völliger Status idem, ebenso 1890. Von Zeit zu Zeit Knöchelödem (vom Stehen). Patient wird dann auf einige Tage zu Bett gelegt, bis die Oedeme vergehen. Eiweiss im Harn oder Abnormitäten des Herzens nicht nachzuweisen. August bis November 1890 scheint Patient ein wenig aufzuleben. Er ist ein wenig geordneter, regsamer, folgsamer, widerstrebt nicht. Seine Aeusserungen machen bisweilen den Eindruck, als ob etwas Sinn darin wäre. Im December vergeht diese anscheinende Besserung ganz spurlos.

1891 derselbe Zustand. Von Zeit zu Zeit Knöchelödem, dann auch zugleich Durchfälle, nach circa 3 Tagen Bettruhe vergeht jedesmal beides.

Den Tag verbringt Patient folgendermassen:

Morgens steht er nie spontan auf, bleibt im Bett liegen, man muss sich beeilen, ihn möglichst früh zum Verlassen des Bettes zu bringen, denn sonst verunreinigt Patient das Bett. Patient steht immer nur sehr ungern auf, der Wärter muss sich vor ihm in Acht nehmen, denn Patient ist gereizt und versetzt, wenn er eine günstige Gelegenheit sieht, plötzlich einen Schlag. Ebenso widerstrebt Patient beim Ankleiden und noch mehr beim Waschen. Er taucht nie spontan die Hände in's Wasser. Wenn Patient angekleidet ist, so geht er niemals auf eigenen Antrieb aus dem Schlafzimmer in den Saal. Man muss ihm die Hand auf den Rücken legen und ihn leise vorwärts schieben, dann geht er wohin man ihn dirigirt. Einer stricten Aufforderung, vom Stuhl aufzustehen oder aus dem Zimmer zu gehen, kommt Patient gewöhnlich nach; freilich muss eine solche Aufforderung meist circa 3 mal wiederholt werden. Wenn Patient bereits angefangen hat dem Befehl nachzukommen, so bleibt er sehr oft mitten in der Ausführung desselben stecken; er erhebt sich vom Stuhl nur halb, resp. er geht einige Schritte und bleibt dann in einer unentschiedenen Körperstellung stehen. Wenn der Befehl öfters wiederholt wird, so kommt Patient allmählich bis zur Zimmerthür, bleibt wieder stehen, lehnt sich an den Thürpfosten, oder hält die Klinke mit den Händen. Für's Essen zeigt Patient gar kein besonderes Interesse; an den Esstisch muss er immer geführt oder geschoben, auch auf den Stuhl hingesetzt werden; auch dann greift er nicht selbst zu, ganz einerlei welche Speise auf dem Tische steht. Der Teller mit den bereits zerkleinerten Speisen wird dem Patienten in die Hand geschoben, ebenso der Löffel. Dann muss noch energisch commandirt werden «essen Sie, essen Sie!», erst dann fängt Patient an den Löffel zum Munde zu führen; er thut das Alles mit eckigen, ungelenken Bewegungen bei schlaffer, nachlässiger Körperhaltung; man sieht, dass ihm jedes Interesse und jede Aufmerksamkeit dabei abgeht. Häufig hält er grundlos in seiner Thätigkeit inne, muss wiederum erinnert werden. Nur das Bier beansprucht ein regeres Interesse von Seiten des Patienten; er fasst selbst die Flasche, giesst in's Glas und führt dieses zum Munde. Süssigkeiten schenkt er keine besondere Aufmerksamkeit, isst diese meist nicht, ohne dass er dazu animirt würde.

Den ganzen Tag verbringt Patient in irgend einer Ecke des Saales sitzend oder stehend. Den Kopf hält er meist geneigt und zwischen die Schultern gezogen, die Hände am Munde oder in den Rockkragen hineingesteckt. In solch' einer Haltung kann er stundenlang verharren. Er fasst keine Gegenstände an, spielt mit Nichts. Lachen und Sprechen kommt, so lange nur die gewohnten Wärter und Mitpatienten in seiner Nähe sind, nicht vor. Patient beobachtet jedoch einigermassen die Umgebung; sobald eine neue Person hineintritt, besonders wenn die Aerzte hineinkommen und den Patienten anreden, so lächelt er, macht verschiedene Geberden und spricht in seiner Art, fährt auch fort in seinen Geberden und im Lachen, indem er zuhört wie die Aerzte mit anderen Patienten sprechen. Wenn man den Patienten aus seiner gewöhnlichen Haltung bringt, ihn mitten im Zimmer lässt, so kehrt er nach einer Weile in die ihm gewohnte Stellung zurück.

Wenn Patient ganz spontan anfängt einige Unruhe zu zeigen, im Zimmer hin und her zu gehen, so ist es ein sicheres Zeichen, dass Patient Harn- oder Stuhldrang empfindet. Der Wärter muss dann sich beeilen, ihn auf den Abtritt zu führen. Zuweilen geht er auch selbst hin, aber nur auf eine stricte Aufforderung. Er muss auch bei dieser Gelegenheit aus- und angekleidet werden, thut Nichts spontan, geht auch nicht spontan aus dem Abtritt hinaus, höchstens kommt er bis zur Thür und bleibt im Corridor stehen. Abends muss ihn der Wärter jedesmal auskleiden und in's Bett legen, auch dabei widerstrebt er öfters, wird gereizt und schlägt.

Der Schlaf ist sehr unregelmässig, Patient schläft nur auf kurze Zeit und nicht fest ein. Sehr oft findet man ihn im Bett wach liegen in zusammengekauerter Stellung. Das Bett verlässt er jedoch die ganze Nacht kein Mal; eine Ausnahme bildeten jene Fälle, wo er aufstand, um einen nebenan schlafenden Wärter oder Mitpatienten zu schlagen. Der Wärter hatte einmal Gelegenheit, diesen ganzen Vorgang zu beobachten. Patient hatte nicht geschlafen, sondern wach gelegen, es konnte also kein Traum sein, der ihn dazu veranlasste, auch wurde er nicht etwa durch's Schnarchen des Anderen gestört, sondern er that es offenbar ganz impulsiv.

Wenn den Patienten von Zeit zu Zeit seine Eltern besuchen, so erkennt er sie stets, doch zeigt er nie Rührung bei ihrem Anblick. Er sitzt und scheint dem Gespräch zuzuhören; sein Lächeln und seine Geberden bewirken bei den Eltern die Täuschung, als ob Patient dem «Gespräch folgen und sich durch dasselbe erheitern lassen» würde, doch klagen auch sie, dass Patient, auch wenn er, nach seinen Mienen zu urtheilen, Etwas verstanden zu haben scheint, in seiner Antwort von ganz anderen entferntliegenden Dingen spricht. Er mischt in sein Gespräch viele Namen von früheren Bekannten und von Orten, wo er früher gewesen, ein. Wenn ihm der Anfang von Liedern, die er früher kannte, vorgesungen wird, soll er dieselben, wenn auch nicht ganz richtig oft fortsetzen, so dass man wenigstens weiss, dass er sie nicht ganz vergessen hat. — Als Probe der Antworten des Patienten, wie er sie auf die Fragen der Aerzte nach seinem Befinden etc. giebt, möge Folgendes dienen:

19./VI. 91. «Sie sassen heute bei mir am Tisch. Ich wollte auch mitkommen. Sie haben einen Stock in der rechten Hand. Ich habe eine Glas-Mütze, Glas-Mütze.» (Sind sie heute spazieren gegangen?) «Ja bis zur Mühle bis zur Mühle.» (Was für eine Mühle? Wind- oder Wassermühle?) «Windmühle» (Wo steht sie?) «Bei meiner grossen bei meiner grossen.» (? ?) «Mein Vater will sie gebaut haben.» (Was heisst das aber, bei meiner grossen? Bei was Grossem steht sie?) «Bei meiner grossen Wasserkraft oder Kenntniss.»

23./VI. 91. (Wie geht es?) «Es kann wohl sein wie der neue Herr kam wusste ich nicht mehr wie der alte aussah.» (Wie alt sind Sie?) «Ersten Sommer habe ich.» (Wie alt sind Sie??) «Drei Jahre sieben Wochen.» (Das ist nicht richtig! sagen Sie, wie alt Sie sind) « . . . muss wohl mehr sein.» (Wieviel?) «Ich weiss nicht man muss wissen ich habe diese neuen Pferde nicht gesehen.» (Wie alt sind Sie?) «. . . . . ich weiss nicht, diese neuen Häuser.»

26./XII. 91. (Wie alt sind Sie?) «Acht Jahre acht Jahre und neun Monate.» (Wie heissen Sie?) «Fritz, Fritz Reuter. . .» (Wie heissen Sie?) «N. (Vornahme des Patienten) X. (ein fremder Familienname) N., N., ich darf nicht den Namen sagen.» (Verstehen Sie Russisch?) «Nein, sehr wenig sehr wenig. . .» (Verstehen Sie Französisch?) «Französisch habe ich wohl vergess . . . . . nein esti esti (= ehstnisch).» (Haben Sie Französisch gelernt?) «Ja zuletzt, nein — Französisch habe ich nie gehabt.» (Was haben Sie sonst in der Schule gelernt?) «Eine . . . . . essen trinken . . .» (??) «Ich habe meinen Bruder kennen gelernt in der Schule.» «. . . nein ich glaube habe es nicht gehabt haben wohl aufgetragen auf den Kessel (?!) sehr sehr X. Onkel Alexander.» (Wer ist das?) «Eben ja ui zu Hause — ein Fräulein U. ist Assistenzarzt gewesen.» (?) «Bruder hat man garnicht aufgegeben es kommt bei uns vor ja nein.» (?) «Der junge V.» (Wann hat Ihre Mutter sie besucht?) «Meine Mutter ist lange nicht gewesen.» (Sie war in Wahrheit vor 2 Tagen). (Passen Sie bitte auf! wann ist Ihre Mutter hier gewesen?) «Ja gestern Abend.» (Wann war Mama hier?) «Als R. mein Bruder (richtiger Name eines Bruders, des Patienten Nr. XVII) geboren wurde.» Patient wird aufgefordert, seinen Namen hinzuschreiben, zuletzt wird ihm derselbe auch dictirt, doch lässt sich Patient zum Schreiben nicht bewegen. Er schüttelt den Kopf und motivirt gleichsam seine Weigerung mit folgenden Worten: «. . . . . Ja nein so habe ich Geld eben eine Menge erhalten» «. . . ich habe Angst dann bin ich der letzte auf der Strasse gewesen» und Aehnliches.

Es wird ein Apfel gezeigt und Patient aufgefordert, den Gegenstand zu benennen. Er nennt das ehstnische Wort dafür. Ein Bleistift — Patient wiederholt undeutlich den Namen des Gegenstandes auf Ehstnisch. (Sagen Sie, wie heisst das auf Deutsch!) «Macaronen». Ein Buch — Patient sagt sofort das ehstnische Wort. Ein russisches Buch wird dem Pat. vorgelegt — «Книга печати . . . . . Buchdruckerkun . . . . .» Aufgefordert, aus dem Buche vorzulesen, schaut Pat. in's Buch hinein und spricht dabei «Reval den . . . . . April achtzehnhundertneun . . .» Weitere energische Aufforderungen, aus dem russischen, dann aus einem deutschen Buche vorzulesen, haben keinen besseren Erfolg. Patient schwatzt in seiner Weise, solange man ihn nicht in Ruhe lässt, lässt man aber mit dem Zureden nach, so sitzt er still da. — Es wird die Hand des Pat. mit dem Stecknadelkopf berührt, (Was fühlen Sie?) — «Weiches Fleisch, etwas weiches Fleisch, Hühnerbraten». Die Hand des Pat. wird ziemlich stark mit der Stecknadel gestochen, es erfolgt darauf keinerlei besondere Reaction von Seiten des Pat., er lässt die Hand ruhig liegen. Befragt, was er fühle, sagt er: «Die Steine sind grösser» (Schmerzt es?) «Ja es schmerzt». Macht man dagegen, als ob man den Pat. stechen wollte, so dass er die Stecknadel sieht, so weicht er rasch aus, lacht dabei. (Möchten Sie Papiros?) «Nein Papiros dürfen nein Papiros dürfen wir garnicht hatten Steine . . . in der Luft».

Solche Antworten bekommt man vom Pat., wenn man sich zuweilen längere Zeit mit ihm abgiebt; ähnlich sind auch seine Unterhaltungen mit den ihn besuchenden Eltern. Er spricht bei allen solchen Gelegenheiten so gut wie gar nicht spontan. Wenn man an ihn bloss herantritt und eine gewöhnliche Frage an ihn richtet, so wiederholt er höchstens die Worte «nein» oder «ich weiss nicht» in einer von den ihm bekann-Sprachen oder in allen zugleich. Um etwas reichlichere Antworten vom Pat. zu bekommen, muss man ihn viel und energisch animiren. Dabei ist es ziemlich einerlei, was und in welcher Form man den Pat. fragt, man muss sich nur in fragendem oder aufforderndem Tone an ihn wenden, damit er producirt, was er überhaupt kann. Auf solche Aufmunterungen beziehen sich in den oben angeführten Beispielen die eingeklammerten Fragezeichen (?). Wenn Pat. einige Worte gesprochen hat, so hält er an, bis man ihn wieder fragt, so dass man seine Worte bequem aufschreiben kann. — Patient spricht mit ziemlich leiser monotoner Stimme mit freiwillig nicht beseitigter Heiserkeit (durch Aushusten). Aehnlich spricht Pat., wenn er wegen mit ihm vorgenommener Manipulationen gereizt wird. Er spricht dann nur lauter, macht noch mehr sonderbare «Gedankensprünge», erwähnt Pferde, Gesetze, Mauern, Ochsen etc. etc.

Die Demenz entwickelte sich hier allmählich im Verlauf von wenigstens 6—7 Jahren. Die Krankheit trat in 3—4 stärkeren Schüben ein. Nach dem Vergehen der jedesmaligen acuten Erkrankung bewegte sich der Patient in den häuslichen Verhältnissen einigermassen frei, liess jedoch einen gewissen Grad von Blödsinn erkennen, der immer tiefer wurde, bis der jetzt vorhandene Zustand eintrat, der seit c. 7 Jahren sich unverändert erhält und nur gewisse Schwankungen erkennen lässt (Steigerung resp. Abnahme der Verwirrtheit), die aber in Bezug auf den ganzen Zustand im Allgemeinen keine Aenderung hinterlassen.

XVII. (Nr. 43) M. 21 a. n. Der 2 Jahre jüngere Bruder des vorigen Kranken (XVI). Patient soll wenig begabt gewesen sein, doch etwas mehr als der ältere Bruder. Nennenswerthe körperliche Krankheiten hat Patient nicht durchgemacht. Er besuchte das Gymnasium bis Secunda, hatte dann ein Examen wegen des Militärdienstes zu bestehen, was ihn sehr anstrengte; als Militär soll er ordentlich und präcise in seiner Kleidung gewesen sein, doch war er schon die 2—3 letzten Monate seines 6-monatlichen Dienstes geisteskrank, obgleich man «in seinen körperlichen Besorgungen nichts Krankhaftes bemerkte». Er soll einen Fall vom Turngeräthe erlitten haben.

Patient war damals 20 Jahre alt. Er glaubte, die Leute lachten über ihn, sie hielten ihn zum Besten; er fühlte sich oft gekränkt, wurde zurückhaltend, man fand ihn oft «in gerührter Stimmung». Nachdem Patient den Dienst verlassen, wurde es mit ihm immer schlechter, er soll Gehörshallucinationen gehabt haben, hat jedoch davon nichts Bestimmtes erzählt. Trotz dieser Krankheitserscheinungen schickten die Eltern den Patienten, 3 Monate nachdem er den Dienst verlassen, c. 5 Monate nach Beginn der Erkrankung in eine weit entfernte Grossstadt, damit er dort das Kaufmannsgeschäft erlerne, indem sie hofften, «die Beschäftigung würde ihn ablenken und zerstreuen». Er blieb dort 9 Monate, beging nichts Störendes; der Principal war jedoch mit den Leistungen des Patienten durchaus nicht zufrieden. Er war sehr still geworden, sein Gang und seine Haltung zeigten etwas Gedrücktes. Er hörte damals angeblich «Soldaten auf riesige Entfernungen sprechen und marschiren». — Nachdem Patient nach Hause zu einem Besuch gefahren war, benachrichtigte der Principal die Eltern, er wolle den Patienten nicht mehr zu sich zurücknehmen, derselbe könne nicht arbeiten, er solle «zuerst gesund werden».

Zu Hause war Patient «meist mit sich selbst beschäftigt»; in seiner Kleidung war er nachlässig, seine Willensthätigkeit soll stark erlahmt gewesen sein, er that noch Dieses und Jenes, aber ungemein langsam; dazwischen war

Patient auch fröhlich. Oefters zeigte er sich reizbar, schlug die Schwester, sobald sie über seine Bemerkungen lachte, hat auch Fensterscheiben eingeschlagen. Patient sprach wenig, sein Gedächtniss schien abgenommen zu haben. Patient hat wiederholt die Befürchtung ausgesprochen, er werde ebenso erkranken wie sein Bruder. Nach 4 Monaten wurde er in ärztliche Behandlung gebracht (Wassercur, Reiten etc.); innerhalb zweier Monate soll Patient regsamer geworden sein, und wurde nun auf ärztlichen Rath zu einem Landwirth in die Lehre gegeben. Dort verschlimmerte sich der Zustand. Patient äusserte Vergiftungsideen, warf die von Hause geschickten Esswaaren zum Fenster hinaus. Innerhalb dreier Monate wurde es nöthig, den Patienten in eine Irrenanstalt zu bringen (1 1/2 Jahre nach Beginn der Krankheit). Er hatte sich nämlich in der lezten Zeit auf ein Zimmer zurückgezogen; halb angekleidet stand er an der Thür und hielt dieselbe am Griff fest. 4 Tage soll er dabei garnichts gegessen haben.

In der Anstalt musste Patient wiederholt längere Zeit mit der Sonde gefüttert werden. Wenn man ihn zum Essen zwang, bat er zuweilen selbst, man möge ihn lieber mit der Sonde füttern. Die Briefe von den Eltern las Patient meist garnicht, weil sie nicht frisch genug seien. Des Morgens lag Patient gewöhnlich wie stuporös da, liess sich aber durch hydropathische Proceduren aufrütteln. Patient hatte oft die Gewohnheit, den Speichel im Munde zurückzuhalten, ihn nicht zu schlucken, so dass sich wiederholt stinkender Mundkatarrh entwickelte Es kamen Zeiten vor, wo der apathische Zustand etwas nachliess, wo Patient etwas mehr sprach. Die Briefe las er jedoch nicht, wenn er auch sich über sie freute. Er liess sich in solchen Zeiten willig mit der Sonde füttern, erkundigte sich auch jedes Mal nach dem, was er bekam. Zu anderen Zeiten sprach Patient garnichts, wiederstrebte; bei mit ihm vorgenommenen Manipulationen spannte er bretthart alle Muskeln.

Nach einjährigem Aufenthalt in der Anstalt wurde Patient aus derselben entnommen behufs einer klimatischen Kur, da sich phthisis pulmonum manifestirt hatte.

Patient starb 9 Monate später; er wurde fast die ganze Zeit mit der Schlundsonde gefüttert. Er hatte in jener Zeit wiederholt das Tischtuch mit allen daraufstehenden Sachen dem Vater entgegengeworfen oder Flaschen ergriffen und zu Boden geschmettert, ohne dass für sein Vorgehen ein Beweggrund zu eruiren war. Er äusserte sich wiederholt unzufrieden, dass Alles so viel Geld koste. Vorübergehend trat um die Mitte jener Zeit einige Besserung ein, Pat. ass auch selbst. In schlechteren Zeiten sprach er häufig nicht, sass mit geschlossenen Augen da.

In diesem Falle hatte ein chronischer Zustand nicht Zeit gehabt, sich auszubilden; der Patient starb an Phthise. Auch von den Symptomen der Geisteskrankheit mag wohl Einiges der Phthise zugeschrieben werden können — nämlich die schärfere Ausprägung katatonischer oder stuporöser Symptome.

Im Ganzen ist jedoch die Krankheit der des älteren Bruders recht ähnlich und trat gerade in demselben Lebensjahr wie bei jenem ein. Letzterer Umstand dürfte wohl von Interesse sein; deswegen wurde auch diese Krankengeschichte citirt, obwohl sie eigentlich nichts Abgeschlossenes bietet.

IV.

Fassen wir nun zusammen, was die angeführten 12 Fälle (VI—XVII) Gemeinsames bieten.

Die Heredität betreffend, finden wir bei ihnen Folgendes: Die Patientin von Fall Nr. XII war die uneheliche Tochter einer schwachsinnigen Mutter; in Fall Nr. X war die Grossmutter mütterlicherseits geisteskrank, im Fall Nr. VI ein Bruder der Mutter, im Fall Nr. XI ein Bruder. In den Fällen NNr. XVI und XVII ist, ausser dass beide Brüder in demselben Alter geistig erkrankten, die ganze Familie notorisch eine tief degenerirte; in derselben sind wiederholt Geisteskrankheiten vorgekommen. Im Fall Nr. XV heisst es, dass beide Eltern «an Nervosität leiden», was in Uebereinstimmung mit den körperlichen Zeichen der Degeneration und der mangelhaften Entwickelung des Patienten keinen Zweifel darüber aufkommen lässt, dass es ein ab ovo degenerirtes Individuum war. Der Patient von Fall Nr. IX ist der uneheliche Sohn eines Potators. Im Fall Nr. VIII war der Vater am Schlage gestorben und mehrere andere Familienglieder geistig nicht ganz normal. In 3 Fällen, NNr. VII, XIII und XIV, welche sämmtlich bäuerliche Patienten betrafen, war angeblich gar keine hereditäre Belastung vorhanden.

Das negative Ergebniss letzterer 3 Fälle kann nun freilich keine Bedeutung beanspruchen. Die Anamnesen sind bei den gegebenen Verhältnissen nicht so genau und zuverlässig, als dass man auf dieselben gestützt mit Sicherheit behaupten könnte, dass eine hereditäre Belastung in der That fehlte. Die positiven Angaben in den übrigen Fällen werden wohl genügen, um den Eindruck zu erwecken, dass die hereditäre Belastung bei dieser Krankheitsform keine geringe Rolle spielt (9 hereditär belastete unter 12 Patienten).

Körperliche Zeichen der Degeneration und der mangelhaften Entwickelung kamen bei den betreffenden Kranken häufig genug vor, um theoretisch berücksichtigt werden zu können, doch war weder ihre Häufigkeit so gross, noch waren sie so schwerer Art, dass sie einen besonderen äusseren Stempel den Kranken aufdrücken würden. Die Individuen waren nicht besonders gut entwickelt, das Gesicht nicht allzu regelmässig, der Ernährungszustand hielt sich auf einer mässigen Stufe, die Hautfarbe war meist keine sehr gesunde, bei den weiblichen Individuen die Menstruation oft nicht regelmässig; doch nur im Fall Nr. XV war der Patient wirklich ganz mangelhaft entwickelt. Im Uebrigen hatte ausser dem eben erwähnten noch der Patient von Nr. IX einen kleinen Kopf, diejenigen von Fall XI und XII eine niedrige Stirn. In den Fällen NNr. X und XIII sprang der Unterkiefer resp.

der Oberkiefer stärker vor. Im Fall Nr. XVI Hutchinson'sche Zähne. Im Allgemeinen kann man aber sagen, dass die Kranken ganz leidlich wohlgebildete Individuen sein können, die durchaus nicht idiotenhaft auszusehen brauchen, und in Bezug auf die körperliche Vollentwickelung gesunden Individuen ihres Alters meist nicht nachstehen.

Ebenso muss auch auf die Frage, wiefern die betreffenden Individuen vor ihrer Erkrankung geistig wohlentwickelt waren, geantwortet werden, dass man im Allgemeinen den Eindruck gewinnt, es seien zum grössten Theil keine besonders gut geistig organisirten Individuen der Krankheit verfallen. Doch muss wohl im Auge behalten werden, dass es meist bildungsfähige oder wenigstens arbeitsfähige, mitunter anscheinend gut begabte Individuen gewesen waren, die erst durch die betreffende Erkrankung auf eine so niedrige Stufe kamen.

Der grössere Theil der Patienten (7 Kranke, davon 6 weibliche) gehörten dem Bauernstande an, als 8. kann hier noch der Fall Nr. IX hinzugerechnet werden, der einen Buchdruckerlehrling betraf. Von allen diesen Kranken heisst es, sie seien früher völlig normal gewesen, und nur bei Nr. XI ist bebemerkt, die Patientin sei wenig begabt, und bei Nr. VI, sie sei jähzornig gewesen, während bei Fall Nr. XIII es im Gegentheil ausdrücklich heisst, dass die Patientin begabter gewesen sei, als die übrigen Geschwister, welche gesund blieben. Obgleich nun die Aussage, dass der betreffende Patient «völlig normal» gewesen sei, auch in dem Sinne verstanden werden kann, dass die Umgebung keine Störung der Arbeitsfähigkeit und keine auffallenden Sonderbarkeiten bei dem betreffenden Individuum bemerkt hatte, und ein mässiger Grad von Schwachsinn nicht ganz ausgeschlossen ist, so ist jedenfalls der Zustand des tiefen Blödsinns, in welchen die Individuen durch ihre Krankheit geriethen, so weit entfernt von einem Zustande, in welchem sie ihre Arbeit regelmässig verrichten, in der Elementarschule Fortschritte machen konnten etc., dass dieser Unterschied genügend erscheint, um die Angabe der Angehörigen, dass ihr Patient an einem bestimmten Zeitpunkt erkrankt sei, zu rechtfertigen. Leichter lässt sich die Frage über die frühere Begabung entscheiden bei Patienten der höheren Stände, und solche fehlen bei uns ja auch nicht.

Besonders wichtig als Beweis dafür, dass allem Anscheine nach gesunde und bildungsfähige Individuen der Krankheit verfallen können, ist Fall Nr. VIII. Patientin hatte eine höhere Töchterschule durchgemacht, hatte später selbst unterrichtet — und in kaum einem Jahr verfiel sie in denselben idiotenähnlichen Zustand wie die anderen.

Die Fälle Nr. XVI und XVII zeigen wiederum die Entwickelung der Erkrankung bei Individuen, die nicht nur stark hereditär belastet, sondern auch von Kindheit auf einer fehlerhaften geistigen Entwickelung verdächtig waren. Sie hatten freilich beide das Gymnasium besucht, der eine bis Tertia, der andere bis Secunda (also 4 resp. 5 Gymnasialklassen durchgemacht), doch war ihre Begabung stets als eine sehr mässige bezeichnet worden, und beide sind auch den Kameraden durch ihr sonderbares Wesen aufgefallen. — In noch höherem Grade war die körperliche und geistige Degeneration in dem Falle Nr. XV ausgeprägt; es war eine fast bis zur Stufe der Missbildung reichende mangelhafte Entwickelung des Individuums. Und doch muss auch für diese Fälle aufrecht erhalten werden, dass ohne den Hinzutritt der Erkrankung die Patienten vielleicht noch fähig gewesen wären, eine einigermassen selbständige Lebensstellung einzunehmen, wie es an dem Beispiel mancher ihrer Verwandten zu sehen war. —

Der Beginn der Erkrankung fiel in der Mehrzahl der Fälle in die Zeit vom 17. bis 24. Lebensjahr.

Im 17. Fall Nr. VII
» 18. » Nr. VI, IX und XII
» 19. » Nr. VIII
» 20. » Nr. XVI und XVII
» 24. » Nr. X und XI.

Zu diesen 9 Fällen, wo die Erkrankung in dem für die Hebephrenie eigenthümlichen Alter eintrat, kommen 2 Fälle von sehr früher Erkrankung bei Mädchen von 12 resp. von 14 Jahren (XIV resp. XIII), so wie ein Fall von sehr später Erkrankung bei einem männlichen Individuum von 30 Jahren (XV). Da diese Fälle in ihrer ganzen sonstigen Eigenthümlichkeit sehr ähnlich den 9 anderen sind, so kann man wegen des Altersunterschiedes nicht ihre Hingehörigkeit zur Gruppe in Abrede stellen, zumal in dem Falle frühester Erkrankung auch die Menstruation ebenso früh eingetreten war, während bei dem Falle später Erkrankung es sich offenbar um ein Individuum mit retardirter Entwickelung handelte, bei dem also auch die eigentliche Pubertätsentwickelung verspätet gewesen sein konnte.

In keinem Falle liess sich der Beginn der Erkrankung auf eine von denjenigen Ursachen zurückführen, welche erfahrungsgemäss bei «rüstigen» Individuen schwere Geisteskrankheit erzeugen können; die Krankheit entstand idiopathisch, d. h. sollte hier ein anderes causales Moment vorliegen ausser den durch die Organisation des erkrankenden Individuums gegebenen Bedingungen, so ist es uns bis jetzt noch völlig unbekannt. — Bei einer beträchtlichen Anzahl von Fällen wurden zwar, ebenso wie es ja auch von den bisher beschriebenen Fällen von Hebephrenie bekannt ist, psychische Erschütterungen und dergleichen Schädlichkeiten als muthmassliches causales Moment bezeichnet (in 6 von 12 Fällen). Doch wird es viel richtiger sein, wenn man annimmt, dass die angebliche psychische Erschütterung bereits eine krankhafte Reaction des Individuums auf an und für sich bedeutungslose Lebensereignisse war. (Fall Nr. VI Schreck, Fall Nr. VIII, X Liebeskummer, Eifersucht, Fall Nr. XV Heirathspläne, Verwirrung in Folge von Neckereien, Fall Nr. XVI Ueberanstrengung durch das Lernen, welches dem Patienten sehr schwer fiel, Fall Nr. IX Rausch mit nachfolgendem Schreck und Kummer).

Der Verlauf der Krankheit war in der Mehrzahl der uns beschäftigenden Fälle ein verhältnissmässig sehr rapider, die psychischen Symptome beim Anfang der Erkrankung waren wenig ausgeprägt und gaben somit keinen directen Anlass zu ärztlicher Behandlung, geschweige denn zur Aufnahme der Kranken in die Anstalt. Die Patienten, welche zu einem grossen Theil der bäuerlichen Bevölkerung angehörten, arbeiteten noch einigermassen während des acuten Stadiums der Krankheit und erst später, nach Eintritt des chronischen Stadiums, als schon die Art ihrer Demenz die Patienten arbeitsunfähig machte, wurden sie behufs Kurversuches in die Klinik gebracht (nur die Patientin VI wurde wegen Gewaltthätigkeit internirt). Es ist deshalb nicht möglich gewesen, das Anfangsstadium in den am meisten charakteristischen, rapid verlaufenden Fällen in der Anstalt zu beobachten, und man musste sich mit den Angaben der Angehörigen begnügen.

Die Krankheit begann meist mit einer Verstimmung, doch trat nicht immer ein eigentlich melancholischer Zustand ein; es waren vielmehr meist nur vage Klagen, die aus einem Gefühl von Unbehagen und Unwohlsein entsprangen. Von den Kranken wurden bisweilen auch direct Kopfschmerzen, Gliederschmerzen, Ohrensausen, Hitze- und Kältegefühl angegeben. Besonders merkwürdig ist (in Fall Nr. XIII) das Auftreten von halbstündigen Schmerzanfällen in bestimmten Körpertheilen (rechter Oberschenkel, Arme, Schultern), ebenso (in Fall Nr. XI) das angeblich unwillkürliche krallenartige Zusammenziehen der Finger, welches zum Gefühl von Schmerz hinzutrat.

Die Verstimmung und das Gefühl des Krankseins verging dann gewöhnlich nach Verlauf von einem Monat bis zu einem halben Jahr, die Kranken verloren alle Beschwerden, ihr Benehmen wurde wieder freier, sie machten nach aussen den Eindruck, als ob sie von ihrer Kränklichkeit genesen wären — nun wurde aber bemerkt, dass sie dement waren und noch immer dementer wurden, so dass sie bald zu keiner häuslichen Arbeit mehr taugten. Sie versanken in einen Zustand tiefen Blödsinns, dem durch ein eigenthümliches Verhalten der Patienten, das Vorhandensein einiger barocker kindisch läppischer Gewohnheiten und Geberden ein eigenartiges Gepräge verliehen wurde. In einigen Fällen fehlte sogar auch die anfängliche Verstimmung, auch körperliches Unwohlsein wurde nicht bemerkt oder nicht beachtet; ohne irgend eine offenbare Erkrankung, im Herumgehen und bei der Arbeit vollzog sich der unheilvolle Umschwung. Bei einem derartigen Verlauf kann es nicht wundern, dass die Angehörigen oft garnicht zu fassen vermögen, was mit dem jungen Individuum geschehen ist, und noch nach Jahren nicht glauben wollen, dass eine unheilbare Demenz vorliege, ebenso wie bei bäuerlichen Patienten wiederholt die Vermuthung ausgesprochen wurde, dass das betreffende Individuum durch Arbeitsscheu bewogen Dummheit simulire.

Dies ist nun das denkbar einfachste Beispiel eines zum terminalen (secundären) Blödsinn führenden Processes. Die Symptome einer primären Psychose vermissen wir hier oft fast ganz; der Process verläuft ohne viel Reizsymptome, ähnlich wie in manchen Fällen der progressiven Paralyse.

Von diesem sozusagen typischen Verlauf gab es schon in manchen von den oben berichteten Fällen einige Abweichungen, die zum Theil Uebergänge zu anderen Typen darzustellen scheinen; in anderen Fällen sind diese Variationen noch viel ausgeprägter. So sehen wir in einigen Fällen gleichzeitig mit der Depression, oder auch im Gefolge derselben, oder endlich, ohne dass eine deutliche Depression aufgetreten oder bemerkt worden wäre, Andeutungen maniacalischer Symptome sich einstellen (wie es ja für die leichteren Formen der Hebéphrenie als Regel aufgestellt wurde). Die Kranken zeigen Erregung, motorischen Drang, sie äussern vage Grössenideen, benehmen sich albern, schmücken sich. Häufiger noch sind Andeutungen stuporöser oder katatonischer Symptome: starres Daliegen, Nahrungsverweigerung, langes Verharren in einer bestimmten Körperstellung, krampfhaftes Festhalten eines Gegenstandes (letzteres in den Fällen Nr. XVI und XVII), rythmische Bewegungen (Fall Nr. XV).

Bei Fällen mit mehr protrahirtem Initialstadium treten während desselben nicht selten vage Wahnideen auf, besonders Beeinträchtigungs- und Vergiftungsideen. Diese Wahnideen fassen jedoch nicht tiefer Wurzel und verschwinden spurlos mit Anbruch des chronischen Stadiums. — Ebenso wird zuweilen in der Anamnese von Sinnestäuschungen gesprochen, fast niemals kann jedoch etwas Bestimmteres darüber angegeben werden.

In einigen Fällen trat die Krankheit in Schüben auf. Nachdem die erstmalige acute Erkrankung nach Zurücklassung einer gewissen Demenz vergangen, wiederholt sie sich ungefähr in derselben Weise noch ein oder mehrere Male, bis zuletzt eine hochgradige Schädigung des psychischen Lebens resultirt. Solche Fälle bilden den Uebergang einerseits zu Fällen, die mit ausgeprägten Symptomen einer acuten Psychose einhergehend, meist nach mehrmaliger Wiederholung oder Recrudescenz der Psychose in Blödsinn übergehen (vergl. Serbsky's «Progressive secundäre Demenz» cf. oben S. 43), andererseits zu den Fällen von Hebephrenie mit Remissionen oder angeblichen Heilungen resp. Heilung mit Defect. (Vergl. Fall VII bei Hecker, die meisten in der Sterz'schen Arbeit angeführten Beobachtungen, sowie Fall Nr. V dieser Arbeit).

In dem Verlauf der Krankheit tritt zuletzt ein Stillstand ein, wo die Demenz nicht mehr fortschreitet. Hierin kann man eine Analogie mit der von Hecker geschilderten Form erblicken. Hier wie dort tritt ein jahrelanger Stillstand ein, nachdem ein gewisser Grad des Blödsinns eingetreten, ein gewisses Bild stabil geworden ist, welches sich nun Jahrzehnte lang conserviren kann. Es bleiben eben noch gewisse Seiten der psychischen Fähigkeiten einigermassen erhalten, welche hinreichen, um dem Bilde einen eigenen Charakter zu verleihen. Dieser chronische Zustand erleidet, wenigstens in manchen Fällen, gewisse periodische Schwankungen. Diese braucht man jedoch nicht als eine Erneuerung resp. einen

Nachlass des Krankheitsprocesses anzusehen, es ist vielmehr die auch sonst so vielfach zur Beobachtung kommende, hier öfters stärker ausgeprägte Periodicität der vitalen Functionen.

Wenn jetzt der Versuch gemacht wird, ein gewisses typisches Bild des chronischen Zustandes bei der schweren Form der Hebephrenie zu entwerfen, so mag schon von vornherein auf gewisse Schwierigkeiten hingewiesen werden. Der Zustand des tiefen Blödsinns bietet wenig Material für die Beschreibung, man kann von den Kranken selbst sehr wenig über ihre Zustände erfahren. Es fehlt auch hier die Möglichkeit, wie bei den leichteren Formen des Schwachsinns, die Denk- und Ausdrucksweise der Patienten an ihren eigenen schriftlichen Aufzeichnungen, Briefen etc. zu demonstriren. Es bleibt nur übrig, aus den Erfahrungen, welche man bei längerer Beobachtung der Patienten über die Art und Weise, wie sie sich in verschiedenen Situationen benehmen, sammelt, Rückschlüsse auf ihren psychischen Zustand zu machen. — Es braucht ja wohl auch nicht des weiteren ausgeführt zu werden, dass man hier ebensowenig wie auf irgend einem anderen Gebiete der Psychiatrie etwas ganz fest Abgegrenztes erwarten kann. Jeder Fall hat seine Besonderheiten, an Uebergängen zu den verschiedensten anderen Zuständen fehlt es nicht.

Die Stimmung. Eine einigermassen ausgeprägte, durch vorherrschende Gefühle begründete Stimmung lässt sich hier nicht constatiren. Deprimirte Stimmung wird man bei bereits ausgebildetem chronischen Zustand nicht antreffen, ja nicht einmal vorübergehenden depressiven Affect. Das Schwinden der Depression (vermeintliche Besserung) bedeutet im Verlaufe der Krankheit zugleich den Eintritt desjenigen Zeitpunktes, wo das Individuum nicht mehr fähig ist deprimirt zu sein. Der Patient sieht nicht nur seine Lage und seinen jeweiligen Zustand nicht mehr recht ein, kümmert sich garnicht darum, hat also nie hinreichenden Grund deprimirt zu sein, sondern ihm fehlt auch, was noch viel wichtiger ist, die dazu nöthige Aufmerksamkeit, Concentration; er ist nicht fähig, bei einem bestimmten Gefühl stehen zu bleiben, sich in dasselbe zu vertiefen. — Wenn diesen Individuen etwas Unangenehmes widerfährt, so weinen sie darüber nicht, sondern gerathen dann schon eher in einen Zornaffect, ihr Gesicht kann sogar vor Zorn auf einen Augenblick roth werden, auch können sie manchmal, wenn die Umstände dazu besonders günstig sind, in einen momentanen Angstaffect gerathen (vgl. Fall Nr. VII), der aber ebenso wie der Zorn in wenigen Augenblicken ganz spurlos vergeht.

Die bei vielen Patienten dieser Kategorie auch im chronischen Stadium intercurrent auftretende Nahrungsverweigerung will durchaus nicht das Vorhandensein depressiver Stimmung bedeuten; sie ist auch nicht die Folge einer derartigen psychischen Hemmung, wie bei katatonischen Zuständen. Es tritt da vielmehr eine ziellose innere Erregung und stärkere Verwirrtheit ein, die die Kranken unfähig macht die zur Nahrungsaufnahme nöthige Activität zu entwickeln.

Sie sind in solchen Perioden noch zerstreuter wie sonst, können deshalb noch weniger wie sonst sich bethätigen und erscheinen gerade deswegen mitunter apathischer, wenn sie nicht gerade in einer solchen Zeit mehr impulsiv sind; im letzteren Fall zeigen sie sich im Gegentheil mehr versatil, schreien alle Augenblicke auf, singen plötzlich, lachen ohne jeden Grund etc. und können auch in einem solchen Zustande die Nahrungsaufnahme verweigern. Im einen wie im anderen Fall hat übrigens die Nahrungsverweigerung niemals eine ernstere Bedeutung, sie vergeht allmählich nach 2—3 Tagen.

Das Lachen, Lächeln, Grimassenschneiden (Singen) darf ebenfalls nicht, oder nur zum geringsten Theil auf Lustaffecte bezogen werden; es ist bloss eine beliebte Art motorischer Aeusserung. Auf diese Weise entladet sich, ebenso wie durch das plötzliche unmotivirte Dreinschlagen, das Trampeln durch's Zimmer, sowie alle die Geberden, welche kindische Verlegenheit auszudrücken scheinen, die bei gewissen Anlässen in den Patienten aufbrausende Erregung. Wenn irgend ein äusserer Reiz an sie herantritt, oft beim geringsten Anlass, oder auch anscheinend spontan, steigen in ihnen Gefühle von Unruhe, innerem Drang auf, welche sie zu einem kindischen Benehmen, unmotivirtem Lachen und allerlei zappelnden Geberden veranlassen, die fröhliche Erregung oder noch häufiger Verlegenheit, Beschämung auszudrücken scheinen. Diese Individuen sind eben so constituirt, dass sie bei an sie herantretenden äusseren Einwirkungen den richtigen Reactionsmodus nicht finden. Wenn ein äusserer Reiz auf sie wirkt, so gerathen sie dadurch in eine gewisse Erregung, verspüren einen Drang zur Bethätigung. Diese Erregung erreicht oft plötzlich eine beträchtliche Höhe und entladet sich dann in einer meist ganz unpassenden Weise, z. B. auch durch unmotivirte Thätlichkeit. Je stärkere äussere Reize auf sie einwirken, desto mehr gerathen die Pat. in Erregung und Verwirrung und sind dann nicht zur geringsten geordneten Leistung fähig. Deshalb sehen wir auch, dass bei ihnen jede Thätigkeit, auch das Essen, besser von Statten geht bei Abwesenheit von Personen, die auf sie einen Eindruck hervorbringen.

Das Gedächtniss entzieht sich einer näheren Prüfung, da es nicht möglich ist, die Patienten gut zu fixiren. Es scheint jedenfalls sicher, dass die Störung auf dem Gebiete des Gedächtnisses nicht so tief ist, als sie zu sein scheint. Es ist z. B. nicht beobachtet worden, dass unsere Patienten ihre nächsten Angehörigen nicht erkannt hätten, wenn sie auch weiter kein besonderes Interesse für dieselben zeigten. Ihr Kommen und Gehen war den Patienten ziemlich gleichgültig; fragte man etwa eine Stunde, nachdem jene fortgegangen, den Patienten, wer denn ihn besucht habe, so konnte man meist richtige und falsche Antworten ganz promiscue bekommen. Soviel blieb aber sicher, dass Personen, welche seit früher bekannt waren, stets wiedererkannt wurden. Wenn man im Ausfragen der Patienten beharrlich ist, so kann man unter den ganz unsinnigen darauf erfolgenden Aeusserungen des Kranken solche Antworten bemerken, welche beweisen, dass die Erinnerung an früher Erlebtes vorhanden ist; der Kranke kann sie nur nicht richtig verwerthen. Bei manchen von den Patienten traten von Zeit zu Zeit, abgesehen von den Perioden stärkerer Verwirrtheit, die als Aufregung oder anscheinende Apathie nach aussen sich kundgab, auch Perioden ein, wo sie grade im Gegentheil componirter wie gewöhnlich zu sein schienen; ihre Verwirrtheit, Zerstreutheit liess dann ein wenig nach, ihre Antworten liessen etwas häufiger einen Zusammenhang mit den gestellten Fragen erkennen, wurden etwas ausgiebiger. Es schien einige Zeit, als ob der Kranke wieder aufleben würde, dann verlor sich wieder nach einigen Tagen oder Wochen allmählich diese Erscheinung; sie bot aber wiederholt die Gelegenheit, um zu constatiren, dass im Gedächtniss unserer Patienten Manches aufbewahrt wird, was aus demselben schon längst entschwunden zu sein schien.

Das Bewusstsein zeigt niemals eine eigentliche Verfälschung. Bei vielem Ausfragen wird es oft gelingen, wenn man nicht etwa den allerschwersten Grad der Affection vor sich hat, den Patienten dazu zu bringen, dass er seinen Namen sowie den augenblicklichen Aufenthaltsort nennt; zuweilen wird sich auch erkennen lassen, dass ihm ein Begriff darüber, dass er krank sei, nicht völlig fehlt. Doch hat das Vorhandensein dieser und ähnlicher Begriffe weiter keine Bedeutung, denn der Kranke kümmert sich um dieselben garnicht, er zieht aus ihnen keine Schlussfolgerungen, macht sie nicht zur Richtschnur für sein Benehmen. Alle diese Thatsachen sind für ihn so gleichgültig, dass er nach ihnen befragt ganz unbekümmert richtig und falsch antwortet, was ihm gerade einfällt.

Mit der Interesselosigkeit der Patienten für alles Umgebende und selbst für die Verhältnisse der eignen Person steht auch im Einklang der völlige Mangel selbst nur einer Andeutung von Wahnideen. Woher sollten denn auch diese entspringen? Wie wir sahen, kommen hier keine dominirenden Gefühle vor, die einer Erklärung, eines Ausdrucks bedürften, der Patient hat an Nichts lebhaftes Interesse, Nichts erscheint ihm dauernd begehrenswerth, Nichts fesselt seine Aufmerksamkeit. Etwas, was er von Anderen hört, oder was ihm zufällig selbst einfallen könnte, vermag ihn ja auch nicht dauernd zu fesseln.

Sehr erklärlich ist bei einem solchen psychischen Zustande das mangelnde Bedürfniss nach irgend einer Beschäftigung. Bei den Patienten, deren Krankheit einen protrahirteren Verlauf nahm, war es ein sehr frühes Symptom, dass sie, auch ohne irgend welche besondere Erscheinungen einer psychischen Störung zu zeigen, zu keinerlei Arbeit mehr taugten. Sie fingen wohl zuweilen irgend eine Beschäftigung an, liessen sie aber sofort wieder liegen. Ihnen fehlte die dazu nöthige Ausdauer, Aufmerksamkeit. Auf der Höhe der Demenz ist dieses Verhalten noch viel evidenter; die Patienten verbringen den Tag in völliger Unthätigkeit, obgleich sie sonst, ihrem Aeusseren nach zu urtheilen, garnicht apathisch zu sein scheinen. Manche von ihnen haben wohl Neigung zu allerlei Spielereien, diese entspringen aber bloss aus augenblicklichen Impulsen, einem gewissen Bewegungsdrang, sind völlig sinnlos, haben auch für die Kranken selbst keine Bedeutung (Unterschied vom Spielen des Kindes). Dieses Verhalten der Patienten hat seine Ursache in einer so hochgradigen Schwächung der Aufmerksamkeit, dass sie auch nicht in Folge ganz unmittelbarer Motive auf einen Augenblick angespannt werden kann. Bei den schwersten Fällen fehlt deswegen sogar ein genügendes Verständniss für ganz vegetative, elementare Bedürfnisse (Essen). Die Patienten sind unfähig um Etwas zu bitten; es bleibt bei kurzdauernden, impulsiv sich äussernden, meist sinn- und zwecklosen Wünschen. Sie können ferner nur in den seltensten Fällen eine Klage vorbringen, die sich dann in ihr verwirrtes Geschwätz hineinmischt. Sie sind eben nicht fähig, mit ihren Handlungen irgend ein bestimmtes Ziel zu verfolgen, weil sie ein solches nicht im Auge zu halten vermögen. Um etwa einen Plan zur Flucht auszusinnen und auszuführen, fehlt ihnen ein festes Motiv zu einer solchen Handlung (sie sehnen sich ja auch nicht nach Hause fort), noch können sie einen solchen Plan festhalten und ihre ganze Thätigkeit darauf hinrichten. Sie können höchstens planlos fortrennen, wenn die Thür gerade offen steht. —

Die Disciplinirbarkeit der Patienten ist dem oben Angeführten zufolge recht gering. Ihre unangenehmen Handlungen entspringen nicht aus irgend welchen eingewurzelten schlechten Neigungen, zu deren

Niederhaltung man durch geeignete Massregeln Gegenmotive schaffen könnte; sie sind einfach die Folge plötzlicher, ganz unberechenbarer Impulse. Doch kann die Disciplinirbarkeit nicht völlig in Abrede gestellt werden, besonders was die Angewöhnung an eine bestimmte Tagesordnung anbetrifft, wie ja auch die meisten von den Patienten einigermassen zur Reinlichkeit erzogen werden können. Nur in sehr wenigen Fällen gelang es aber, sie mit einfacher mechanischer Arbeit zu beschäftigen. Dazu sind nur diejenigen Fälle geeignet, wo bei einem nicht allzugrossen Grad der Apathie, Willenslosigkeit, die Versatilität (Bewegungsdrang, Impulsivität) nicht allzustark hervortritt. Am häufigsten gelang noch bei den weiblichen Patienten etwas Stricken, doch geschah auch dieses meist falsch, weil ohne die erforderliche Aufmerksamkeit.

Der Schwachsinn beruht also nicht sowohl auf dem Mangel von Vorstellungen, als vielmehr auf dem Unvermögen dieselben zu verwerthen. Schuld daran trägt eine Abschwächung und excessive Unbeständigkeit der Aufmerksamkeit. Der Kranke ist deswegen völlig unfähig, irgend etwas einigermassen Geordnetes, auf ein bestimmtes Ziel Hingerichtetes zu denken oder zu thun. Er kann weder die Schätze des Gedächtnisses noch die ihn treffenden Eindrücke verwerthen, auch nicht die Ideen Anderer adoptiren; noch kann er seine Handlungen auf ein bestimmtes Ziel dirigiren; er versteht es im höchsten Grade nicht, sich zu benehmen. Alle in ihm auftauchenden Gefühle, die daraus entspringenden

Impulse nehmen irgend eine beliebige meist völlig falsche und sinnlose Richtung.

Das äussere Verhalten der Patienten ist entsprechend dem geschilderten psychischen Zustande folgendes:

Sie sind für gewöhnlich ruhig und still, sie sitzen, stehen oder liegen gern in einer ihnen gewohnten Position. Dabei sind die Bewegungen, besonders das Mienenspiel und die Augenbewegungen doch nicht so gering, als dass die Kranken das Bild der Starre oder der unverkennbaren «geistigen Nullität», wie etwa im Terminalstadium der Paralyse, darbieten würden. Wenn man die Patienten anredet, so reagiren sie darauf mit einem lebhaften Geberdenspiel: bedächtiges Stirnrunzeln, zweifelndes Kopfschütteln und Achselzucken, oder die verschiedensten Bewegungen mit den Händen, mit denen sie häufig an Mund und Nase fahren etc. etc., je nach den speciellen Gewohnheiten des einzelnen Kranken; niemals vermisst man aber das eigenartige, gleichsam verlegene Lächeln, welches sich auch zu gekünstelten Lachbewegungen mit Brust und Abdomen und dem Kopfe, oder auch zu meckerndem, wieherndem Lachen steigern kann. Ueberhaupt macht das eigenthümliche Lachen einen hervorstechenden Zug des Bildes aus. Die Patienten lachen ja auch oft spontan, anscheinend ganz unmotivirt, sodass man, nach dem Aeussern zu urtheilen, geneigt wäre, eine fröhliche Stimmung bei ihnen vorauszusetzen, zumal man sie nie weinen sieht. Beim Anreden des Kranken wird man häufig erleben, dass er das Gesicht lachend abwendet oder versteckt, oder auch wegläuft, überhaupt Derartiges begeht, wodurch häufig bei kleinen Kindern Verlegenheit oder Beschämung zum Ausdruck kommt. Doch entladet sich diese Verlegenheit des Kranken bisweilen auch durch irgend eine impulsive motorische Aeusserung, z. B. Thätlichkeit.

Das eigentliche Antworten anbetreffend, wird der Kranke selten auf eine Frage mit Schweigen reagiren — Mutacismus gehört nicht zum Bilde — er wird vielleicht bei der ersten Frage nur lächeln oder eine Grimasse schneiden, bei der Wiederholung derselben etwas Undeutliches hinmurmeln; sobald aber nur der genügend grosse Reiz erfolgt ist, so reagirt der Kranke auch mit einer grösseren Wortmenge. Zuweilen wird noch die gestellte Frage richtig oder falsch beantwortet, dann folgen aber ganz unsinnige Fragen, zusammenhangslose Worte, unarticulirte Laute oder sinnlose Silben, Sätze mit ganz entfernt liegendem Inhalt. Das Sprechen geschieht meist schnell, in einem bei jedem Kranken individuell stereotypen Tone. Der soeben producirte Satz wird oft mit verschiedenen kleinen Modificationen wiederholt, manchmal auch in allen dem Patienten bekannten Sprachen nacheinander. An den einzelnen Tagen kommen bei solcher Gelegenheit auch scheinbar neue Sätze zum Vorschein, obgleich es andererseits auch gewisse häufig gebrauchte Redewendungen giebt. Mehr stereotyp sind die Interjectionen und unarticulirten Laute, wenn solche zur Anwendung kommen. In den Fällen mit dem tiefsten Grad von Blödsinn werden letztere immer ausschliesslicher gehört und eigentliche Worte bekommt man kaum mehr zu hören, ohne dass man trotzdem den Eindruck von Mutacismus hätte. Die Thätigkeit des Sprechens kann auch dadurch ausgelöst werden, dass der Ruhezustand der Kranken durch irgend welche mit ihm vorgenommenen Manipulationen gestört wird (Ankleiden, Spazierenführen, etc.). Hierbei zeigen sich die Kranken auch häufiger gereizt, sprechen sehr schnell, produciren die sinnlosesten Phrasen mit dem wunderlichsten Inhalt, schlagen auch häufiger drein, besonders wenn etwas Ungewohntes mit ihnen vorgenommen wird.

Die Patienten müssen sehr vielfach dirigirt werden, denn auf eigenen Antrieb wird von ihnen Nichts gethan. Nicht einmal regelmässiges Herumgehen, sicheres Auf- und Abgehen wird man beobachten können. Die Patienten verkriechen sich am liebsten in irgend eine Ecke, sitzen oder liegen, ohne eine bequeme, sichere Körperhaltung einzunehmen, manche von ihnen in einer barocken Körperhaltung, doch ohne flexibilitas cerea (fehlende Suggestibilität). Wenn sie bisweilen irgendwohin aus eigenem Antrieb gehen, so führen sie dieses plötzlich und schnell aus, bleiben auf dem neuen Platz wieder schlaff und unthätig. Zum Essen, auf den Abort, in's Bett müssen sie fast immer hingeführt werden. Oft muss man ihnen auch beim Essen behilflich sein. Sie essen selten regelmässig, deshalb werden sie trotz hochgradiger Demenz und wenig Bewegung nicht corpulent. Viele von den Patienten muss man beständig füttern, zum Essen animiren; auch so gelingt es aber nicht immer, sie zum Verzehren ihrer ganzen Portion zu bringen; sie hören schon nach den ersten Paar Bissen zu essen auf. Besonders ist dies der Fall in den Perioden stärkerer Verwirrtheit. Die Patienten in's Bad oder auf den Abtritt zu bringen, kostet bisweilen nicht wenig Mühe. Sie setzen passiven Widerstand entgegen, gerathen in Erregung, schwatzen, versetzen nicht selten plötzlich einen Schlag. An der betreffenden Stelle angelangt, kommen sie wieder zur Ruhe, bleiben stundenlang sitzen, und müssen oft wieder mit Gewalt zurückgebracht werden. Abends gehen die Patienten auch nicht immer spontan zu Bett, wenn von aussen kein Anstoss dazu erfolgt. Sie bleiben einfach in ihrer Ecke sitzen oder stehen, ohne sich darum zu kümmern, dass es längst dunkel geworden.

Der Schlaf ist offenbar selten ganz fest. Die Patienten bewegen sich ja dazu auch am Tage zu wenig. Oft findet man sie Nachts in zusammengekauerter, unbequemer Stellung im Bett wach liegen; sie lächeln und geberden sich in ihrer gewohnten Weise, wenn man ihnen in's Gesicht leuchtet. Oft stehen sie auch (besonders in erregten Perioden) spontan in der Nacht vom Bett auf, gehen eine Weile herum, probiren Fenster und Thüren, legen sich wieder hin. Es ist auch vorgekommen, dass derartige Patienten Nachts aufstanden, den in demselben Zimmer schlafenden Mitpatienten einen Schlag versetzten und sich wiederum in's Bett retirirten. Es ist nicht undenkbar, dass der schlechte Schlaf aus der psychischen Eigenthümlichkeit der Patienten entspringt, dass ihre Unbeständigkeit daran schuld ist, ebenso wie sie nicht im Stande sind, die einfachsten Vorsätze oder eine ihnen gegebene Suggestion festzuhalten.

V.

Die im Vorhergehenden besprochenen Krankengeschichten sollen als Beispiel von Hebephrenie mit Ausgang in hochgradige Verblödung dienen. Durch derartige Fälle dürfte es am leichtesten zu beweisen sein, dass es einen im jugendlichen Alter eintretenden Process giebt, welcher ohne nothwendiges Dazwischentreten einer einigermassen ausgebildeten acuten Psychose von einem Zustande relativer psychischer Gesundheit zu einem Zustande psychischer Schwäche hinüberführt, welch' letzterer bestimmte, durch die Art der Erkrankung bedingte Eigenthümlichkeiten aufweist. Die grosse Anzahl fliessender Uebergänge beweist weiterhin die Verwandtschaft, ja Identität des Vorganges in diesen scharf ausgeprägten schweren Fällen mit den leichteren Formen der Hebephrenie, wo der terminale psychische Schwächezustand sich nicht in so scharfer Weise von dem Zustande vor der Erkrankung unterscheidet, zugleich auch weniger stereotyp in den einzelnen Fällen ist, da er das Hervortreten verschiedener individueller und sonstiger zufälliger Züge im Bilde zulässt. Diese weniger schweren Fälle von Hebephrenie nähern sich auch öfters in ihrem Anfangsstadium dem Bilde jener Symptomencomplexe, welche als typische acute Psychosen gelten, so dass man auch aus diesem Grunde, ohne jene schwere Form zu kennen, weniger veranlasst wäre, in der Hebephrenie eine besondere in sich geschlossene und von den anderen psychischen Krankheiten sich scharf abgrenzende Krankheitsklasse zu erblicken. Fasst man aber diese leichteren, oft mehr den acuten heilbaren Psychosen ähnelnden Fälle von Hebephrenie mit jenen schweren zu einer Krankheitsklasse zusammen, so ist damit für die richtige Würdigung der betreffenden Krankheitsfälle viel gewonnen. Es wird dann nicht ein vorübergehendes Zustandsbild als «Krankheit» aufgefasst, sondern derjenige Process, welcher das betreffende Individuum von seiner geistigen Gesundheit durch eine Reihe vorübergehender Zustände nothwendig zu einem bestimmten, in seiner Eigenart charakteristischen Terminalstadium führt. Wenn auch manchmal eine anscheinende Heilung erfolgt, so wird diese Auffassung dadurch nicht umgestossen; geringfügige psychische Defecte, die aber einen bestimmten Charakter zeigen, genügen, um den Zustand principiell mit der hebephrenischen Demenz gleichzustellen.

Der Verlauf der so aufgefassten Hebephrenie würde freilich eine ziemlich grosse Verschiedenheit in den einzelnen Fällen aufweisen, von dem ganz schleichenden Einsetzen der Demenz bis zu ausgebildeten Psychosen, auch mit periodischer und circulärer Wiederkehr derselben, Remissionen und Intermissionen etc. Das darf uns nicht von vornherein von der

Annahme einer besonderen Krankheit abschrecken, denn die Paralyse hat ja auch einen so mannigfaltigen Verlauf, sie kann alle möglichen acuten Krankheitsbilder vortäuschen, kann auch ohne alle psychischen Reizsymptome von vornherein als Demenz einsetzen. Als Grundprincip des Krankheitsbegriffes muss, wenigstens so lange das Pathologisch-Anatomische noch nicht gegeben ist, der Ausgang und das charakteristische Endstadium der Krankheit gelten, wie ja auch der Begriff der Paralyse auf diese Art entstanden ist: Geisteskrankheiten, welche im Endstadium mit Lähmungen complicirt sind. Bei der Hebephrenie ist freilich auch der Ausgang kein so gleichartiger wie bei der Paralyse, wo ja der Tod die unausbleibliche Folge des einmal begonnenen Krankheitsprocesses ist. Das Fortschreiten der Demenz bleibt auf einem Puncte stehen, der in den einzelnen Fällen verschieden liegt. Das Gemeinsame dieser graduell verschiedenen Zustände ist eine gewisse ihnen allen gemeinsame psychologische Eigenthümlichkeit. Dieselbe schimmert auch durch alle die acuten Krankheitsbilder, die in vielen Fällen den Anfang der Hebephrenie bezeichnen, durch und verleiht ihnen eine besondere Färbung. Sie hat den Grund abgegeben, weshalb diese Zustände den Beobachtern als etwas Eigenartiges aufgefallen sind.

Suchen wir nun nach einer näheren Charakterisirung dieses psychologischen Zuges. Hecker definirte denselben nicht näher, er stellte nur eine Analogie im Bereich des Normalen auf: die Charaktereigenthümlichkeit der Individuen, welche in der Pubescenz stehen.

Andere definirten ihn als degenerativen Charakter; der Ausdruck passt hier insofern, als die Individuen in der That meist aus degenerirten Familien stammen, doch sagt er ja nicht besonders viel, da sich die heterogensten Zustände auf Grundlage der Degeneration entwickeln und auch die nicht degenerativen Psychosen bei Belasteten häufig sind.

Viel reeller und präciser scheint mir die Definition dieser Eigenthümlichkeit, welche bei Hammond vielleicht angedeutet, ausführlich dagegen in der Notiz v. Tschisch's gegeben wird (cf. S. 32), dass nämlich der Schwachsinn, welcher nach übereinstimmender Meinung aller Autoren den Grundton aller der als Hebephrenie aufzufassenden Erscheinungen abgiebt, in der Weise näher zu charakterisiren ist, dass er eine einseitige Schwächung des psychischen Individuums darstellt; dass das gesammte Material des psychischen Lebens erhalten bleibt, diejenige Function dagegen geschwächt wird, welche den Regulator für alle anderen bildet — die Aufmerksamkeit.

Für die schon vielfach beschriebenen Zustände bei Störungen leichteren oder mittleren Grades ist die Anwendbarkeit dieser Theorie ohne Weiteres ersichtlich. In der That wie kann irgend eine Erscheinung des hebephrenischen Schwachsinns besser charakterisirt werden, als durch «Störung der Aufmerksamkeit bei relativ wohlerhaltenen übrigen psychischen Functionen». Man braucht nur die Schriftstücke Hebephrenischer vorzunehmen und findet diese Annahme auf Schritt und Tritt bestätigt. Die langen, falsch verbundenen Perioden, die in ihrem Bau an allen mehr verborgenen Puncten Lücken aufweisen, die falsche Interpunction, das Unvermögen, die Nichthingehörigkeit dessen einzusehen, was durch verschiedene «Einfälle» und «Gedankensprünge» im Augenblick zugeführt wird: das Alles ist ein Beweis von gestörter Aufmerksamkeit. Ebenso ist das Benehmen der Hebephrenischen oder vielmehr das völlige Unvermögen, sich geeignet zu benehmen, trotzdem kein psychologischer Grund zu irgend welchen ausserordentlichen störenden Handlungen vorliegt, ein Beweis, dass dem Patienten fortwährend dasjenige mangelt, was allein den Menschen in allen Lagen richtig leiten kann — nämlich die Aufmerksamkeit.

In dieser Arbeit habe ich zu zeigen versucht, welche äusseren Erscheinungen ein psychologischer Defect desselben Charakters, aber von einem stärkeren Grade, zur Folge hat, wie das Individuum zuletzt wegen Darniederliegens einer wichtigen psychischen Function völlig ausser Stande gesetzt werden kann, von seinen anderen psychischen Fähigkeiten irgend welchen Gebrauch zu machen.

Für die leichtesten Formen der Störung (Heboid) wird sich diese Theorie wohl auch anwenden lassen, doch ist dies schon ein sehr schwieriges Gebiet. Ein Begriff wie Heboid ist naturgemäss ein recht vager, Störungen, die auf der Grenze des Normalen stehen, zeigen eine unendliche Mannigfaltigkeit ihrer wenig ausgeprägten Erscheinungen. Die betreffende Theorie hier ohne weiteres anzuwenden, wäre auch aus dem Grunde schwierig, weil die Aufmerksamkeit als die höchste psychische Function bei allen leichteren Störungen zuerst leidet, bevor noch die anderen Functionen angegriffen sind. Deswegen wäre es bei diesem leichtesten Grade der Hebephrenie noch mehr nöthig, die specielle Art der Aufmerksamkeitsstörung näher zu definiren, ebenso wie auch für die scharf ausgeprägten hebephrenischen Zustände die betreffende Störung und ihre Beziehungen zu anderen psychischen Functionen noch näher analysirt werden müssen.

Falls sich diese Erklärung des Eigenthümlichen an dem hebephrenischen Blödsinn bewährt, so muss man den Zustand nach diesem Gesichtspunct diagnosticiren, nämlich nach der psychologischen Definition und nicht bloss nach der äusseren Erscheinungsweise, da auf dieselbe unzweifelhaft der Bildungsgrad des Patienten, die Gewohnheiten der Umgebung, die Disciplin, welcher der betreffende Kranke unterworfen war, einen grossen Einfluss ausüben. Von dem so bestimmten Zustand psychischer Schwäche ausgehend wird man betrachten müssen, durch welche Ursachen er herbeigeführt wird, ob z. B. dem Pubertätsprocess causale Bedeutung zukommt, auf was für einem Boden die Krankheit entsteht, welches die Erscheinungen sind, die dem Eintritt eines solchen Zustandes vorangehen, woraus man die Hebephrenie in ihrem Anfangsstadium diagnosticiren kann, wann man das Herannahen eines solchen psychischen Schwächezustandes vorauszusagen berechtigt ist.

Bis jetzt ist nun unsere Kenntniss des Anfangsstadiums der Erkrankung noch gering, besonders was das Verhältniss der Erscheinungen des acuten Krankheitsbildes zur Schwere des resultirenden Schwächezustandes anbetrifft. Es begegnen uns Fälle anscheinend ziemlich acuter psychischer Erkrankungen, die keinem der bekannten Symptomencomplexe der acuten Psychosen genau entsprechen, die aber dafür deutlich die psychologischen Eigenthümlichkeiten des hebephrenischen Schwachsinns zur Schau tragen. Es ist hebephrenischer Schwachsinn plus Erregung. Die Erregung giebt Gelegenheit dazu, dass die bereits vorhandene charakteristische psychische Schwäche sich crass offenbart. Diese Psychosen oder Erregungszustände involviren oft ein Fortschreiten des Schwachsinns, durch sie wird auch in Fällen, wo bis dahin keine psychische Schwäche vorzuliegen schien, der Beginn eines progressiven Schwachsinns gekennzeichnet, so dass hier oft das Verhältniss: primäre Psychose mit nachfolgendem Blödsinn, vorzuliegen scheint. Ebensolche Erregungszustände können auch anscheinend spurlos vergehen — die Psychose heilt ab, ohne einen besonders bemerkbaren psychischen Defect nachzulassen. Andererseits treten sowohl bei den leichtesten Formen der Hebephrenie («Heboid»), dann aber auch, wie wir sahen, bei den schwersten oft gar keine Symptome einer acuten psychischen Krankheit ein. Der Beginn der progressiven Demenz fällt zwar in einen bestimmten Zeitraum, doch tritt er ganz schleichend ein oder markirt sich nur durch Symptome körperlichen Unwohlseins, Kopfschmerz etc., die man auf gewöhnliches Unwohlbefinden und nicht auf den Beginn einer psychischen Störung zu beziehen geneigt ist. Wir haben noch nicht genug Facta, nach denen wir in einem Fall, wo uns acute Erscheinungen der Hebephrenie entgegentreten, in Bezug auf den Grad der zu erwartenden psychischen Schwäche und die Möglichkeit von Remissionen resp. Recidiven eine sichere Prognose stellen könnten. Ich glaube indess die Vermuthung aussprechen zu dürfen, dass im Allgemeinen Zustände, welche melancholischen, und noch mehr diejenigen, welche katatonischen ähneln, besonders wenn die psychischen Symptome mit den Anzeichen eines unerklärlichen körperlichen Leidens verbunden sind, ein Fortschreiten der Demenz bedeuten, also einen Gehirnprocess kennzeichnen, während dagegen manische Bilder mehr einen Aufregungszustand auf Grundlage eines von vornherein stabilen oder bereits stabil gewordenen psychischen Schwächezustandes bedeuten, also sich in ihrem Wesen den periodischen Aufregungszuständen nähern, welche bei Hebephrenikern nach Eintritt des chronischen Stadiums beobachtet werden.

Was das innere Wesen der Störung anbetrifft, so muss man am ehesten erwarten, aus der Betrachtung der Aetiologie über dasselbe Aufschlüsse zu erhalten. Für alle Formen oder vielmehr Grade der Hebephrenie scheint es ausgemacht zu sein, dass sie bei hereditär belasteten Individuen idiopathisch, d. h. ohne Mitwirkung äusserer Ursachen eintritt. Ebenso befällt die Hebephrenie Individuen, die früher durch schwere Infectionskrankheiten geschädigt wurden (vgl. oben Fall Nr. II, IV, V und vor Allem

Fall IX bei Fink). Solch' eine Erkrankung liegt weit zurück, es sind nur die bleibenden Störungen, die, an sich unbedeutend, von den betreffenden Infectionskrankheiten nachgeblieben sind und bei weiterer Entwickelung des Individuums ein Hinderniss darstellen, zu einer fehlerhaften Entwickelung Anlass geben. Hierin ist ein grundsätzlicher Unterschied zu erblicken sowohl gegenüber den acuten heilbaren Erschöpfungspsychosen, welche durch reparable Ernährungsstörungen bedingt werden, als auch gegenüber den dauernden Schädigungen der Psyche, die nach dem Ueberstehen schwerer Infectionskrankheiten von vornherein als solche nachbleiben können.

Die uns beschäftigende Störung entwickelt sich in demjenigen Alter, wo eine wichtige Umwälzung in dem Individuum sich vollzieht. Die Krankheit hat auch davon ihren Namen, ob sie aber in directem aetiologischen Zusammenhang mit der Pubertätsentwickelung steht, ist deswegen noch nicht ausgemacht. Es mag sein, dass der Pubertätsprocess zu der Ausbildung der Krankheit oft den Anstoss giebt, zumal bei leichteren Graden der Störung Anklänge an den Zustand der normalen Individuen während ihrer Pubertätsentwickelung vorhanden sind, sodass Hecker die Hebephrenie mit einer Permanenz des puberalen Zustandes vergleichen konnte. Es ist in jener physiologischen Entwickelungsphase zeitweilig ein Zustand vorhanden, welcher den Uebergang oder die Grenze zu der eigenthümlichen Störung darstellt, da ihm einige Symptome derselben andeutungsweise eigen sind. Dass aber der physiologische Vorgang höchstens nur einen Anstoss zu dem progredienten destruirenden Krankheitsprocess giebt, das wird sicher bewiesen durch die Existenz der schweren Form der Hebephrenie, wo doch der Zustand durchaus nicht auf der Entwickelungsstufe der Pubertätsperiode stehen bleibt, sondern noch tief unter denjenigen der kleinen Kinder, wenigstens in einer Hinsicht, sinkt.

Die Hebephrenie kann auch deshalb nicht in zu nahen Connex mit der Pubertät gebracht werden, weil ihr Auftreten garnicht so stricte an ein bestimmtes Alter gebunden ist, wie es bei regelmässigem Vorhandensein einer directen aetiologischen Beziehung zu erwarten wäre, dafür aber auch andersartige Psychosen nicht nur während der Pubertät vorkommen, sondern wohl auch durch dieselbe veranlasst werden können.

---

1) Die Hebephrenie ist zu definiren als idiopathisch im jugendlichen Alter auftretende unheilbare Demenz besonderen Charakters.

2) Sie wird meist beobachtet bei hereditär belasteten Individuen. An Stelle hereditärer Belastung kann vielleicht Schädigung des Gehirns durch in frühem Lebensalter überstandene Affectionen treten.

3) Das psychische Leben kommt oft auf eine viel niedrigere Stufe herunter, als diejenige war, welche es vor der Erkrankung an Hebephrenie einnahm, was besonders bei der schweren Form evident ist.

4) Die hebephrenische Demenz ist in ihrem Anfange progressiv; sie schreitet längere oder kürzere

Zeit, einige Monate oder Jahre, fort, bleibt dann aber auf lange Jahre constant. Es werden auch nicht alle psychischen Functionen gleichmässig angegriffen, manche von ihnen bleiben in auffallender Weise verschont.

5) Das Charakteristische der Demenz besteht in dieser Einseitigkeit der Störung. Am meisten gestört ist die Fähigkeit, die Aufmerksamkeit activ auf ein bewusstes Ziel hinzurichten. Dadurch wird das Individuum unfähig, sich geordnet zu benehmen, auszudrücken, zu denken, zu fühlen. Bei den schwersten Graden werden die Individuen zu den einfachsten Verrichtungen unfähig, bedürfen fortwährender Pflege. Bei den leichteren Formen kann einfache Thätigkeit einigermassen vor sich gehen und nur bei höher gestellten Anforderungen offenbart sich eine unregelmässige, ungeordnete Bethätigung. Das eigentliche Gedächtniss, die Fähigkeit, Ideenassociationen zu bilden, bleibt erhalten, kann jedoch wegen der Störung der Aufmerksamkeit nicht gehörig ausgenutzt werden.

6) Der Beginn der progressiven Demenz oder ein stärkerer Schub derselben wird oft durch psychische Reizsymptome gekennzeichnet, die dem Bilde einer acuten Psychose (Psychoneurose) sich nähern können. Diese acuten Krankheitsbilder bekommen eine charakteristische Färbung von dem zugrundeliegenden eigenthümlichen psychischen Schwächezustande.

7) Die progressive Demenz kann auch ohne ein solches acutes Stadium, schleichend, einsetzen.

8) Andererseits kann ein Individuum eine acute psychische Erkrankung mit charakteristischen Symptomen eines hebephrenischen acuten Stadiums überstehen, ohne eine hochgradige chronische Schädigung der psychischen Kräfte nachzubehalten. Eine völlige Genesung scheint jedoch ausgeschlossen zu sein, es handelt sich um Heilungen mit Defect; der Defect kann aber, weil einseitig, für die Laien unmerkbar bleiben. Solche «Heilungen» sind auch gewöhnlich nicht dauernd, Recidive sind die Regel, sodass es meist auf blosse Remissionen hinauskommt.

9) Nach Ausbildung der chronischen Demenz werden oft, nachdem schon der Zustand im Allgemeinen ganz stabil geworden ist, unregelmässige periodische Schwankungen (Zu- und Abnahme der Verwirrtheit) beobachtet.

10) Die psychologische Eigenart des hebephrenischen Schwachsinns hat zur Folge, dass bei bestimmten äusseren Bedingungen bestimmte äusserlich auffallende Typen dieser Dementen sich ausbilden. Die Hecker'sche Beschreibung betrifft einen solchen Typus, wie er bei einem mässigen Grade von Schwachsinn bei Patienten gebildeter Stände sich ausbildet. Die Fälle mit Ausgang in tiefe Verblödung stellen ebenfalls einen besonderen Typus dar, der von den äusseren Verhältnissen weniger abhängig sein dürfte.

Thesen.

1. Ebenso wie durch directe mechanische Einwirkung (Beispiele: flexibilitas cerea, Hypnotisation niederer Thiere) kann auch durch die Wirkung pharmakologischer Agentien Suggestion erzeugt werden.
2. In einzelnen Fällen schwerer Infectionskrankheiten dürfte zweckentsprechende Sondenfütterung das sicherste Mittel sein, die Kräfte des Patienten zu erhalten und zu heben.
3. Latente Infectionen können unter anderem auch durch psychischen Shock manifest gemacht werden.
4. Die hypnagogischen Hallucinationen, welche bei darauf gerichteter Aufmerksamkeit von Jedermann wahrgenommen werden können, beruhen auf phantastischer Deutung positiver Nachbilder.
5. Koprolalie, Onomatomanie, verschiedene anscheinend gewohnte Gesten, auch manche Bewegungen nach Art von tics convulsifs, sind oft aufzufassen als Abwehrbewegungen gegen Zwangsvorstellungen. Das verticale Stirnrunzeln ist ein physiologisches Analogon dieser Erscheinungen.
6. Für die Katheterisation bei Atonie der Blase ist der Gebrauch langer (c. 90 cm.) weicher Katheter zu empfehlen.

Printed in Dunstable, United Kingdom

91220021R00087